スタンフォード大学
Stanford University
マインドフルネス教室
Mindfulness Classroom

スティーヴン・マーフィ重松
Stephen Murphy-Shigematsu
坂井純子 訳

講談社

プロローグ

初心者の心には多くの可能性があります。

鈴木俊隆《すずきしゅんりゅう》（『Zen Mind, Biginner's Mind』より）

ビギナーの心

大学を出たばかりでまだ職にも就いていなかった私は、家賃を払うためにマサチューセッツ州ケンブリッジの公立学校の代講教員となった。都市部の公立学校で誰かのかわりに教えるというのは、アメリカでは悲惨な仕事といわれている。実際、一日二五ドルのための地獄だった。教えるなんてとんでもない。その日の終わりまでなんとか耐え抜くことだけが目標だった。

手ごわい都市部の子どもたちはとても私の手に負えるものではなかった。それはどんな代講教員にとっても同じだったかもしれない。生徒たちは始業ベルの音とともに私を飲み込み、最後の授業のベルが慈悲深く鳴って処罰の終わりを告げると私を吐き出した。ただその日を乗り切るだけでなく、もう少しましな何かができるようにと、私は心底、救いを求めていた。そんなある朝、新しい学校に歩いて向かう途中、私はある素晴らしいことを思いついた。

その日は五年生の授業だった。私は集め得るかぎりの自信を装《よそお》って、大またで教室に入っていった。といっても、そんな様子に気づいたり気にかけたりする生徒はほとんどいなかっただろう。

私は彼らに向き合うと、座って静かにしなさい、と日本語で言ってみたのだ。すると、生徒たちの顔がこちらを向き、私をじっと見つめた。そこで、同じ指示をもう一度繰り返してみた。疑うような生徒たちの表情が笑顔へと変わっていくのが見て取れた。そして彼らは私に質問を浴びせ始めた。

「なんて言ったの？」

「先生、大丈夫？」

「何語を話しているの？」

私は信じられないと言わんばかりの様子で彼らを眺めて言った。

「日本語を話しているんだよ。わからないのかい？」

生徒たちは叫び返してきた。「わからないよ。日本語教えてよ！」

こうして私は彼らに日本語を教えることとなり、その日はあっという間に過ぎた。私が教えたのは「こんにちは」の言い方と、自分の名前の書き方だった。その時の私は生徒たちの興味と注目を集めていた。彼らは好奇心に溢《あふ》れた、熱心な学習者だった。そして、彼らは全員がそこに誕生したばかりの、多くの可能性を持つビギナーだった。

まもなくして安定した職を得た私はこの栄光に満ちた日のことを忘れていたが、数年後、この校区のあたりを歩いていると、誰かが大声で呼ぶのが聞こえてきた。

「ちょっと、先生！」

振り向くと、若い笑顔のティーンエイジャーがいた。

「日本語を教えてくれた先生だよね？」

それは今では青春真っ盛りとなったリカルドだということに、私ははっと気がついた。数年前のあの日、日本語を学ぶことに誰よりも興奮し、夢中になっていた子どもだった。同時に、彼の正規の担当教員が代講に来る私に残したメモのことも私は思い出した。リカルドが学習に「反抗的」で「敵意がある」生徒のひとりだと、警告する内容だった。

しかし、私と会った時の彼は真新しい何かを始めたところで、ビギナーの心を持っていた。われわれはいかに学ぶものか、いかに教えるものかを理解するうえで、この体験は私にとってけっして消えることのない忘れがたいものとなった。それは眠ったままそこに潜み続け、何年もが経過し、私がそれを必要とした瞬間に再び現れてきたのだった。

スタンフォード大学での最初の授業

東京大学からのサバティカル（研究休暇）を許されて、スタンフォード大学の客員教授となってからのことだ。医学部生にたいして文化と医療についての講義をしてほしいとの依頼を受けて、どうすれば異文化間医療に関するもっとも重要な点を短期間できちんと浸み込ませることができるかと思いめぐらすうちに、ふと思い出したのが、何年も前のあの素晴らしい教育体験だった。あの時に学んだことは他のいろいろな教育場面でも再現できると気づいた私は、スタンフォードの医学部生を教えるという挑戦を前に、もう一度それをやってみることにした。

教室に入っていくと、すべての目が私に注がれているのが感じられた。自意識の高まりを感じずにいられなかったが、しかしこうした注目を浴びることは予測の範囲内である。結局のところ、この学生たちと私は初対面なのだし、彼らは私が教授だと感づいていたし、そのうえ私は着物姿で登場したのだ。

これから何が起きるのかを見越そうとする顔つきの学生らにたいし、私は微笑みかけ、それから日本語で話し始めた。彼らのエネルギー、顔の表情、体の動きなどに私は気がついた。彼らの意識は私のもとにある、そう感じることができた。ベテラン教員として彼らが好奇心に満たされ、困惑しつつも、能動的で、心の中で探究しながら考えをめぐらしているのを感じることができた。まさに、教員なら誰もが学生のなかに見たいと願う姿勢であり、われわれは共に学習経験に従事しているという心躍るあの感じを与えてくれる姿だ。

数分後、ようやく私は英語へと切りかえた。「ここまで、君たち大丈夫かな?」。数人の学生たちが声をたてて笑ったり微笑んだりしたところで、こう尋ねてみた。「どんなふうに君たちは感じているのだろう。考えを共有させてくれないかな」

「私は少し苛立《いらだ》ちを感じています。何を言われているかわからないからです」

「まず、混乱してしまい、何が起きているんだろうって思いました。それから、流れに任せよう、何が起きるか見てみようと思いました。何かいいことがあるって期待していました」

「聞いていました……。言葉はわからなかったけど、声のトーンや言語外の手がかりから教授が何を話されているかを理解できていると感じていました」

「好奇心がそそられました……。安心していました……。次に何が起こるのか知りたいと思いました」

発言への礼を述べたあとで、彼らのそうした思いや感情はどれも私が引き起こしたいと願っていたものだったと私は説明した。大学の教室で通常想定される状況を覆《くつがえ》すことで、その場を少々揺さぶってみたいと期待したのである。

私が与えていたのは「ディスオリエンティング・ジレンマ」、つまり自分の予測と合致しなかったり、自分にとって意味をなさないような体験だ。これを解決するには、自らの世界観を変えなくてはいけない。

あとの授業でマインドフル——意識、集中する——になるよう訴えかける予定だった私は、冒頭から何かそうしたマインドフルな状況を呼び起こすことをしたいと考えたのだ。私は講座を通して私自身がマインドフルに取り組むことを学生たちに約束し、そして彼らにも、できるかぎりその瞬間ごとに、完全にその場に集中してほしいと伝えた。健康のプロとしての仕事に就く者はマインドフルでなくてはならない。完全にその場に心を注ぎ、本当の意味で耳を傾け、一人ひとりの患者の個性を見ようと努めねばならない。マインドフルに授業に取り組むことはそれを思い出すひとつの方法となる。

さらに私は説明を続けた。マインドフルネスな状態になってもらうのにこの短いパフォーマンスが有効であることは、体験から知っていた。学生である君たちをその瞬間へと引き込むことができるうえに、説明にかわって実際に体験してもらうことができるからだ。ふざけたパフォーマンス的なやり方をとったのは、君たちにも自分を教室に持ち込んでもらいたいからだ。君たちには完全に心をここに置いてほしい。この瞬間に起きていることに注意を向け、意識し、受け入れ、ありがたいと感じてほしい。そして、私に向けてくれているのと同じやり方で、君たちのその注意を次には君たち自身に、そしてクラスメートに向けてほしい。

彼らに自分の弱さを知る体験をしてほしいと思っていることも私は話した。そうした体験は、生涯を通して内省を行う謙虚さを育てるので、有限の知識に冷静に精通すること以上に、教育にとって重要だと信じているからだ。

自分は優秀でなくてはいけないという重い気持ちではなく、禅でいうところの「初心」の軽さをもって、授業に参加することを期待している。「熟知・精通」することの大切さと同じぐらい「不思議さ」の価値も理解できるようになってほしい。また、話すことよりも聴くことの大切さを分かるようになってもらいたい。無知、あいまいさ、不確実さ、複雑さにたいして硬くならず、知を深めてくれる畏怖《いふ》や驚きを育《はぐく》んでいってほしいと、私は伝えた。

あえて不確実であいまいな状況を作り出したのは、それがこの授業でも将来の仕事においても彼らが向き合わねばならない状況だからである。自分が危ういと感じれば当然不安になるが、そういう気持ちは自信と謙虚さのバランスをとることがいかに大切かを教えてくれる。単純さを欲するのはもっともだが、複雑さも受け入れられるようオープンであってほしいと思っている。

学生のほとんどに馴染みのない言語で話しかけることで、私は彼らを弱気にさせようとしていた。理解できない状況を与えて次にはこれが起こるという想定を粉砕し、学びにたいするオープンさを引き出したかったからだ。学びの前提として、自分の世界観を疑い、新しい世界観への可能性が開かれている必要がある。

では、着物にはいったいどんな意味があるのか。

着物はパフォーマンス感を高めて注目を集めるためだったが、一般に認められた大学教員としての規範から外れた行動であるからには、それ以上の意味がこめられていると私は説明した。わざわざ普通ではないやり方で自分を披露したのである。型にはまらない行動をとることで、あざ笑われるかもしれない弱い状況に置かれた自分をヴァルネラビリティ（Vulnerability：弱さ）の手本として示そうとしたのだ。

また、着物姿の教授という異様な光景は、私たちがいかに目に見える手がかりや、それと結びついた仮説、特質、偏った判断あるいは待遇の違いのもととなる固定観念に左右されているかに、気づかせてくれる。このショーは注意を自己に向かわせ、学生たちの注意を自分自身に向けさせる。自分を理解することが他者理解につながるのである。

また、着物は本当の自分の象徴でもあることを私は説明した。私が包み隠さず自分そのままを教室に持ち込むつもりであることを見せ、同時に、学生たちにも同じことを期待したいという思いを表したのである。教員のこうした態度はわりと珍しいことで、周りの教授たちに聞くと、彼らは「ドアのところで自分自身は置いていく」と言う。

こうして、これから始まる私の授業では、どのように冷静で、知的で、合理的で、分析的ないつもの自分から一歩踏み出し、自己や他者についての身体的・体験的学び、創造的表現、遊びにみちた関わりに取り組んでいくかを示そうとしたのである。

マインドフルネスの意義

今では出会いの場面ではマインドフルになろうとするのが私の習慣となっている。具体的なやり方はその時々の私の役割（心理療法士、グループのファシリテイター、指導者、講演者）と出席者に応じて変えている。単に「なぜ私はここにいるのか」と自分に問いかけ、辿り着いた答えを参加者に伝えるときもある。こうすることで、自分をその場にしっかりと根付かせ、気づきを高めることができるからだ。

また、参加者にもその瞬間に心を向けてもらおうと、「皆さんはなぜここにいるのですか」と尋ねることもあるが、たいてい誰もが一生懸命に答えてくれる。私が考え抜いて出した答えを見本に、そこにいる理由を深く考えてもらうきっかけとしてくれている。また時には、「なぜ私たちはここにいるのだろうか」という質問について少し考えてもらうこともある。そこに集まった他の人々や集団全体へと注意を向け、つながり合い、互いに学び合い、協同することができる可能性を意識してもらおうとするのである。

こうしたことを行うのは、マインドフルネスが意味と思いやりを持って生きる力の源だと信じるからだ。マインドフルであるということは、自己と他者を理解し受け入れること、感謝を抱いてつながりを感じること、欠けたところのない全体となることなのだ。

マインドフルネスを行えば、集中力、判断力を高めることができ、そのため学習においても効果を発揮する。また、コミュニケーションや対人関係を改善し、健康を育み、生活の質を向上させることもできる。

さらに、次のような生き方とも複雑に関係しているのがマインドフルネスだ。

- 謙虚さや勇気としての弱さ
- 偽りのない本当の心
- 自分自身、他者、世界とのつながり
- 敬意を込めた注目と傾聴
- 変えることのできない物事の受容
- 与えられているものへの感謝
- 自分自身や他者への責任

経験上、この教育アプローチは大学のみならず、中学校や高校、企業など、さまざまな組織の研修に用いることができる。内容についてはそれぞれ変える必要があるだろうが、同じようなプロセスを踏むことができ、また、マインドフルネスとの関係で扱われる生き方についてはそのまま同じでよい。本書を通して私が伝えようとするのは、実際の指導と学習を通して私が学んできたこと、ただそれだけである。意味深い人生を送ろうとする読者自身の努力と奮闘においてなにかしら役に立つかもしれないと思い、本書を書くことにした。

私は自分なりのマインドフルネスの理解と共鳴する、「ハートフルネス」という言葉も使っている。東洋との感覚の違いからか、西洋ではマインドとハートという言葉が明確に区別されて使用されることが多い。

マインドフルネスをもっともよく表す漢字は「念」であり、これは「今」と「心」のふたつの部分からできている。しかし、日本語で「心」が気持ち、強い感情、意識や思考、魂など、その人全体を指すのにたいし、西洋でマインドフルネスといえば、ハートから切り離された知性や思考といったイメージを持つ人がいる。それを考えると、ハートフルネスという表現のほうが、「念」の意味に近いだろう。

マインドフルネスとハートフルネスのふたつの表現を区別する人もいるだろうが、私にとってはよく似た概念である。おそらくマインドフルネスという言葉でまっさきに連想される人物である生物学者のジョン・カバット・ジン自身もこのように述べている。

「そこに冷淡なもの、分析的なもの、無感覚なものは何ひとつありません。マインドフルネスの実践が持つ意味合いとは、穏やかで、感謝にみち、人を育むものです。別の考え方をすれば『ハートフルネス』ということになるでしょう」(Jon Kabat-Zinn『Wherever You go there you are』)

私という人間

マインドフルネスを用いた教育の主要部分が基盤としているのは、ひとりの人間として自分を教室に持ちこむことである。そこで、まずは簡単に私自身について述べることにしよう。

私の母は日本人、父はアイルランド系アメリカ人、私自身は日本で生まれてアメリカで育った。ハーバード大学で臨床心理士としての教育を受け、スタンフォード大学の前は東京大学の助教授だった。私は東アジアの医療、日本独自の療法、西洋の精神療法を学んだのち、日本の臨床の世界で働き始めた。こうした日米における私のキャリアには、自分の中にある東洋と西洋の文化遺産を統合し、バランスをとり、相乗効果を生み出しながら、ふたつの世界と世界観をひとつにしようとする私の人生の旅を反映してきた。現在では日米両国でもっぱら教育面においてこの統合を試みており、スタンフォード大学での授業、さらには高校生や社会人学生を対象とした授業も行っている。

心理学者としては、人は物語を通して人生を理解しそこに意味を見いだすとの信念から、ナラティブ（物語）を用いている。このアプローチにのっとり、私は口頭でも執筆においてもストーリーテリングを取り入れてきた。また、ナラティブに関する著作を日・英の両言語で行っている他、学術雑誌やPsychology Todayのブログへの寄稿も行っている。公の場でのプレゼンテーションの際には、ストーリーテリングの形式を用いることが多い。授業でナラティブアプローチを用いる際には、参加者への十分な配慮がなされる安全な空間を確保したうえで、それぞれの物語を共有し合い、つながりを見いだそうとする方法をとっている。

私の人生をつちかい、導いているのは、多くの日本の伝統的価値観である。そのため、私の授業は相互依存、協力、集団主義、謙遜、傾聴、敬意などといった日本的な考えをベースとしている。たとえば、教えるときには、「心」「我慢」「仕方がない」「聴く」「遠慮」「反省」「間《ま》」といった日本語も使用している。

また、スタンフォードでは学生に私のことを「センセイ」と呼んでもらっている。この先生というのはただ単に自分より前から生きている人の意味だが、敬意が込められた言葉だと説明している。学生たちに、多くの文化では年長者で、智慧があり、敬意を払うべきとされている人がいることを知ってもらうためである。異なる文化に応じて振る舞うためには、若者が君臨し、彼らこそ頭が良いとするフェイスブック文化と、年長者の智慧にたいする敬意とのあいだでバランスをとることが大切だからだ。

人生の目的を知る授業

人間のつながりについて深く考察する手段として、講座はまずマインドフルネス、弱さ、本当の自分というテーマから始まる。そこで実践するのは、学生たちがそれまでの教育で慣れ親しんできたものとは異なる価値を持つということを、私は彼らに説明している。私が強調するのは、批判的分析よりも価値を見いだすための探究、認知的知能よりも感情的知能、個々の学びよりもつながりの中での学び、話すことよりも聴くこと、競争よりも協同、自主自立よりも依存、排除するよりも包含することなのだ。

知識については、私から一方的に学生に与えるような乏しい扱い方をするのではなく、全員が手にしていて分かち合うような、相乗効果を招く形で扱うことを重視している。知識は無限の拡大の可能性を持つからだ。

また、学生にはもっとゆったりしなさいと伝えている。「ひたすら何かしようなどとせず、座りなさい」と言ったりするのだが、これは彼らが通常聞かされている「ただ座っていないで、何かしなさい！」と言うのとはまったく逆のメッセージだろう。

会話が途切れて空白の瞬間が生まれた時には、こう言うこともある。その空白を単にあわてて埋めるべきからっぽの瞬間と思わずに、空白には意味があるとする日本の「間」という考えを知って、沈黙を尊重してほしい、と。外向的な声を少ししずめて、内省的な声を高めてもらいたいという願いからだ。

通常の多くの学習では、秩序だった思考および論理上の欠陥や欠落の発見に重点を置いて、攻撃に耐えられる知識を生み出そうとする。批判的分析とは、たいていの場合、他人の成果に批判できる点を見つけ出し、そこで述べられている考えや理論を反駁《はんばく》するということだ。これは継続的な成長という面では確かに重要なツールであるが、私たちは学生のあいだの結びつきを生み出すために、別のアプローチをとっている。

従来の批判的方法を補完するのに使っているのが、マインドフルな探究から得られる知見である。それは、価値判断を加えないで、さまざまな考えを発展させ検証するアプローチである。物理学者アーサー・ザジョンクの言う「愛の認識論」のひとつの表現といえる。そこには、敬意、やさしさ、親密さ、弱さ、関与、変容、想像力に満ちた洞察が関わっている。知的な論証を通して理路整然とした結論にたどり着くかわりに、一種の観察や直接的理解を通して体得されていくような学びである。私たちは互いに考えを持ち寄り、いっしょに体験しようとしているのである。

また、私たちの学びは批判するよりも良さを評価することをベースとしている。そうなり得る姿を想像し、その小さな可能性を実現すべく目的を持って行動する、つまり、すでに持っている力の中で一番良いものを一丸となって探るという、価値を見いだそうとする探究である。一見、自分とは正反対の世界観さえも理解し、共感しようと努め、そこにポジティブなものを見る力を身につけようとしているのである。

互いに気づかい、育み合いながら、他者との関係をとおして、また他者とつながることから学んでいくのが私たちの授業だ。意見が衝突した時には、なぜ相手がそのように考えたのかを理解しようとする。共感力、想像力、語りなどの力を駆使して相手の心の内に入り込み、その眼から世界を見ようと試みる。

教室が全員に発言の機会が与えられている公平な競技場となるように、個人的な体験、感情、物語を受け入れてしっかり聴こうとする態度を、私は奨励している。相手の立場に立ってその気持ちになり、話の内容に弱点を見つけようとするのではなく、良い点を探し出そうとするアプローチである。

こうした指導法のもと、物語という形式で多文化的な内容を扱っていくことで、教室ではさまざまな声の共有が可能となっている。学生が沈黙し続けたり、黙らせられたりしている教室環境とは異なり、学生たちは絶えず発言し、話を聞いてもらっていると感じているようだ。

これまで沈黙させられ周辺に追いやられてきた、民族的・性的マイノリティの学生も大勢受講している私のクラスでは、これは特に重要なことである。指導と執筆の両方において、私はこうした学生の強みや闘いがきちんと表面に表れ、正しく評価され、認識される場面をもうけるように意識を注いできた。誰であろうと貢献できる物語を持っているし、そのどれにも等しく価値がある。

このような教育は、さまざまな学問分野にわたり教室内外で学んでいるものを統合したいという、学生の強い欲求に応える方法でもある。こうしたホリスティック（全体的）な教育は、学生たちをコミュニティ、自然界、思いやりや平和などの価値観とつなぐことで、人生における意味・目的やアイデンティティを見つけたいというニーズを満たしていくのである。学生たちを思いやりのあるコミュニティに参加させることで、内的生活と外的生活を統合しながら、個人そしてグローバル市民としての責任を遂げられるようにするための教育を提供しているのである。

スタンフォードの教育について行われたある調査では、「学びの統合」こそが学生の最大のニーズであることが示された。私のクラスでは授業内容と学生の生活とをつなぐことによって、その解決を狙っている。一見、共通点がなさそうに見える物事を一箇所に集め、学習／指導という取り組み全体を、それぞれの部分の単なる集まり以上のものにするのである。すると、学習環境のネットワークが生まれるようになり、そこでの協同的学びにはますます多くの学習者や指導者が加わり始め、誰かにとって役立つことが全員のためとなる。

人生の目的とは、自分が誰であり、何ができるのかを知ることと、人生のあらゆる場所から得た知識に基づいて行動することだと私は考えている。私たちの個人的な探究の旅がこうした場所をつないでいくのである。学ぶためには、身体的、感情的、知的、霊的側面が尊重されなくてはならない。こうした面が同時に存在して、人は全体となっているのだ。私は当たり前のように別々にされてきた学びの方法、時には無視されることさえある学びの方法へも光を当て、変えていこうと試みている。

テーブルを後方に押しやり、円形に座って行うトーキングサークル（話の輪）という活動を行うこともある。この活動からは、その場の全員が敬意を持って扱われるような時には、日々のささいなやり取りの中でさえ、しばしば意識の変容は起こり得るということが明らかになってきた。学問に取り組みながらも、一方で私たちは自分の精神に触れて、意識を徐々に高めつつあるのだ。

ハーバード大学のリチャード・カッツが「変容としての教育」と呼ぶものの実践では、自分自身を超えて踏み出す体験によって、現実の、そしてさらには異なる世界観や世界（特に、私たちが慣れ親しみ安心していられる世界と対立するように思われる世界）の感触やリズムを見て、感じ、体験しようとしている。このためには、ふだんは見たり経験したりすることのできない、あるいは見たり経験したりしたくない、物事を体験することがしばしば必要となる。そして、この変容を支える鍵を握るのが、「ヴァルネラビリティ（弱さ）」の体験である。

「気づき」を高めるというのは、純然たる知的・認知的プロセスというよりも、その人の生き方全体の一部だろう。学問において重視されるのは認知的スキルだが、しかし、私たちを学びにたいして開かせるのは、勇気、献身、信念、直感的理解など、ハートに関係した部分である。日本語で「心」と表されるハートは、気持ち、強い感情、考え、精神などのすべてを含む言葉で、人がその一番の本質において機能する際の、その人すべてと関わっている。

内省や思いやりの心、そして自身の知覚や行動への気づきの向上のために、私は授業に瞑想の実践も取り入れている。学生が、存在の内的側面に意識を集中させて内と外を統合するのを助けるためである。

そのため、私の講座の二回目以降の授業では、マインドフルネス演習が授業の最初に行われる。二〇一四年の秋学期以来、キャンパス内に新たに建設されたウィンドホバー・コンテンプラティブ（観想）・センターでまず瞑想をしてから授業を始めているのである。

学生たちは、課題として授業を振り返るジャーナルを毎週提出していて、授業内容について感じたことがそこに記録されていく。私は受け取ったジャーナルには価値判断を加えず、良いところを見つけて支持するために読み、コメントをつけて返している。授業中には、学生は体を動かすことから、即興劇、演奏、執筆、美術にいたるまでの多様な活動に参加しなくてはならない。授業内で披露することになっている「クリエイティブな表現」というプロジェクトもある。つい最近のクラスでは、朗唱のパフォーマンスを行った学生や、クラス全体を率いてダンス体操をした学生もいた。また別の学生はクラスのために書いた歌を披露してくれた。

このような講座をさまざまな学部で提供しているのである。いずれも一五名を上限とする演習授業だ。私は自分の仕事とは、沈思と行動、マインドフルネスと社会正義を結びつけながら、さまざまなコミュニティの橋渡しを行うことだと考えている。社会活動家たちにマインドフルネスをもたらし、マインドフルネスに興味を持つ学生を社会正義の世界へと導く仕事である。治癒や変容は、正義や平等と交差しており、知ることは、自分という枠を超えて世界を思いやる態度を生むことだ。マインドフルネスは自分や他人の苦しみを取り除こうとする責任感や、思いやりにもつながっているのである。このような教育を行い、思いやりに満ちた、責任感のある市民になるための準備を与えるのは、学生にとって何より役に立つことだと信じている。

講座によって内容はそれぞれ違ってはいるが、どの講座でも私はマインドフルな知能のうち次の七つについて教えている。

・ヴァルネラビリティ（弱さ）
・オーセンティシティ（本当の自分）
・絆・つながり
・聴く力
・受容
・感謝
・責任

本書では生きていくうえで欠かせないこれらのスキルを私がスタンフォード大学の授業でどのように教えているかを説明していこう。

目次

第1章　念（Mindfulness）

神は過去と未来をわれわれの視野から覆い隠し、その両方を炎で燃やしてしまうのだ。
ルーミー（Coleman Barks, Michael Green『The Illumina ted Rumi』より）

マインドフルネスの広がり

二〇一四年二月三日発行のタイム誌は、その表紙で「マインドフル・レボリューション」を宣言し、マインドフルネスを「ストレスで疲れ切ったマルチタスキング（同時処理）文化に心の集中を見いだすサイエンス」と呼んだ。その特集記事を読むと、健康と幸福のための秘訣として、一般大衆がいかにマインドフルネスに取りつかれているかを描きながらも、それを単なる「最新の一時的な流行」として片づけることはできないと述べている。

今やマインドフルネスは社会の主流となり、その実践方法や私たちの生態、心理、社会関係に及ぼす効果がますます立証されるなかで、さらに強固な支持を獲得しつつある。マインドフルネスを磨けば自分や自分と人生を共にする人々に大きな利益をもたらすという科学的根拠は人々の心をつかんではなさない。

これまでにないほどマインドフルネスが必要とされているのは、ストレスで憔悴《しょうすい》しきった現代人が、複数のことを同時に処理する生活を送るなかで、集中できる時をなくしているからだろう。スマートフォンに病みつきになった私たちは、通りを歩いていても、電車に乗っていても、待合室で待っている時にも、顔を下に向けてその世界に浸っていることが多い。もちろんそれには良い点もあるが、その場にいるということから気が逸れてしまっている。ほんの少しでも手があけばスマホに没頭していて、ただ呼吸している状態でいたり、自分の内や外で起きていることに気づかない。ただ「そこにいる」だけではわずかな時間を過ごすにも落ち着かないのだ。

マインドフルネスとは、瞑想習慣であるとともに、覚醒した瞑想とでもいうべき状態をいう。それは集中力、感情のコントロールなど、トップとして必要な資質全般にわたって影響を及ぼす。また、マインドフルネスは私たちを人間たらしめる多くの重要な性質、たとえば、先天的に備えている共感力、思いやり、親切心によって私たちは互いに深くつながっていることを理解する能力にも作用する。

そのため、マインドフルネスを実践することで、注意力、衝動抑制、感情抑制が改善するばかりか、人々が共感、思いやり、親切心によってつながっていることがわかるようになってゆく。

それは合理性、客観性を超えた補完的な知の形だ。何かを知っていることと、それを身につけていることは別である。『Sentipensante（sensing thinking）Pedagogy（未訳）』の著者であるローラ・レンドンが言うように、智慧とは、自分の内面を見つめ、自己認識を養うことから生まれる。私的な場所から始まった智慧は、次第に拡大して、社会的責任と一体化していく。

マインドフルな知能が持つ深い意味は、「智慧」という漢字のなかに表されている。「智」が意味するのは知識であり、「慧」は祝福、優美、親切、慈悲、善意、洞察などの意味だ。つまり、智慧とは単なる知識ではなく、洞察や祝福をも含むのである。

本来、東洋の一部の宗教者だけが達し得る能力というイメージを持たれていたマインドフルネスだが、今では大衆文化の一部となっている。医療の世界は、マサチューセッツ大学医療センターの「マインドフルネス・ストレス低減プログラム（MBSR）」によって最初に導入がなされ、今では世界中の二〇〇を超える医療センターで実施されている。

マインドフルネスはさらに、教育、舞台芸術、法律、リーダーシップ、ビジネスなどのさまざまな専門分野においても、効率性を高め、幸福と健康を増進するとの期待から適用されている。また、シリコンバレーの起業家、国防長官、プロスポーツのコーチ、フォーチュン誌が選ぶ五〇〇大企業をも含むリーダーたちの間でも急速に支持を獲得している。

とりわけ興味深いのがビジネス界への適用である。というのもマインドフルネスとテクノロジーは逆方向へと引っ張り合うように思われるからだ。マインドフルネスとはとにかくペースを落とし、心をからっぽにすることなのだが、一方、デジタル革命は私たちの生活のスピードを速め、途方もない量の情報で私たちの頭を埋めている。しかし、この厳しい経済状況下で拡大を目指す企業らによって、マインドフルネスとは幸福・健康に良いだけでなく、あらゆるビジネスでの競争力を高めると実証された強みでもあることが、理解され始めたのである。

グーグルに代表される大企業はマインドフルネスの実践、活用に打ち込み、生産性と創造性、最終的には日々の幸福感を高めることによって、従業員の公私にわたる生活を改善しようと努めている。

さらにマインドフルネスは、核たるアメリカ的価値観に再び活力を与え、アメリカ社会の変容と再生を導く源として推進されている。下院議員のティム・ライアンは、マインドフルネスがもたらす利益はアメリカが現在抱えるさまざまな問題とも関係すると発言している。マインドフルネスというムーブメントがアメリカの病院へ、役員会議室へ、研究室へ、軍事基地へと次第に広まっていき、社会が抱える諸問題へのより優れた解決法を生み出すことを思い描いているのだ。

私がマインドフルネスともっとも関わるのは教育分野だが、教育においてもマインドフルネスは幼児教育から大学にいたるまで、あらゆる段階で取り入れられつつある。それによってストレスが軽減され、認知的パフォーマンス、問題処理力、レジリエンス（回復力）が高まることや、できるだけ初期段階、できれば子ども時代からマインドフルネスの導入がなされることが望ましいことが研究によって明らかにされてきたからだ。

私は高校生を教えてきたが、高等教育においてもマインドフルネスの人気は上昇している。二〇一二年にはバージニア大学でコンテンプラティブ（観想）・サイエンス・センターが設立された。このセンターでは瞑想とヨーガの実践、教え、価値観によって高等教育および社会全般がいかに変容し得るかを考える世界の中心となることを目標に掲げている。

今や多数の大学で講座が開かれるようになり、二〇一四年にはブラウン大学でコンテンプラティブ・スタディーズという専攻が作られている。私がスタンフォード大学で教えている講座は、マインドフルネスの授業を提供するライフ・ワークスというプログラムの一環である。

マインドフルネスまでの道

私たちが目覚めている時だけ日は明ける。夜明けを待つ日がまだあるのだ。太陽とは明けの明星にすぎない。

ヘンリー・デイヴィッド・ソロー（『Walden』より）

マインドフルネスを最近知ったという人は多いが、私はこれを長年にわたって実践してきた。実のところ、自分はいつもマインドフルであったように思う。敏感な子どもだったし、アメリカ社会で軽んじられた、目に見える日系マイノリティだった。そのため、生き延びる方法として、一瞬一瞬身の回りで起きていることに気づき、注意を払いながらその場にいるようになった。我慢強く、口を挟《はさ》まずに聴き、判断を差し控えてマインドフルに振る舞う私を、周囲は変わり者と考えたようだ。強い意見を主張するより受け入れるような態度を何度もからかわれたし、ゆっくりと用心深く食事をとるといって笑われたこともある。

マインドフルであったために面倒に巻き込まれたこともあった。記憶に残るのは大学時代のある暖かく、春らしい陽気の日のこと、ハーバード大学の校庭を急ぎ足で授業へと向かっている時に、桜がまさに満開であることに気がついた。群れなすその美しいピンク色のかたまりを見ようと足を止め、マインドフルになることを思い出した。そこで、木のそばに立ち、目を閉じて深く息を吸い込んだ。酔わんばかりの桜の香りだった。自分の呼吸に意識を集中し、その場にいることだけを考えた。もう一度深く息を吸い込んだ。おそらくはもう数回そうしていたのだろう。突然の声に私は驚かされたのである。

「何をしているんだ」

目を開いて振り向くと、疑わしそうな様子で私をじろじろと眺めるひとりの警官がいた。

「何をしているんだ」と警官は繰り返した。

不意をくらった私はどう説明してよいかわからず、かろうじて「何も」とだけ答えた。

「ドラッグでもやっているのか」と彼は尋ねた。

「違います、ドラッグに頼らなくてもマインドフルなだけでハイなんですよ。この瞬間にしっかりといて、気づき、意識を目覚めさせ、感謝をするだけで」。そう言いたくて言えなかった私は、もごもごと「違います」とだけ言ってその場を立ち去った。

アメリカ人の大部分にとってマインドフルでいるのは奇妙なことで、頭を考えでいっぱいにして駆け回るほうが普通なのだと私は気づくようになった。そんな時、今という瞬間にシンプルな生活を送ることをじっくりと考え続けた著作と出会い、自分との共鳴をはじめて感じたのが、ヘンリー・デイヴィッド・ソローの『Walden（邦題：森の生活）』だった。ウォールデン池のほとりの丸太小屋でソローが過ごした二年間は、まさにマインドフルネスの訓練で、彼は瞬間ごとに移りゆく存在の持つ驚きとシンプルさにただ耽《ふけ》ることにしたのである。

マインドフルネスを磨く方法をようやく見つけたのは大学に入ってからだ。ちょうどこの頃、一九七五年には多くのアメリカ人に瞑想を紹介する革命的な本『The Relaxation Response（邦題：リラクセーション反応）』が出版された。執筆者はハーバード大学の研究者であるハーバート・ベンソンである。

この本に励まされて、私はヨーガと瞑想について学び、ハタヨーガ、クンダリニーヨーガに取り組むとともに、「導引」という中国発祥の健康法を学び始めた。導引とは、気功と呼ばれている呼吸法と体の動きを組み合わせたもので、全身の気の流れを活発にするトレーニングである。これらに加えて、合気道や太極拳についても学ぶなかで、私はこうした習慣が気の流れを良くして体・心・精神の活性化につながると知るようになった。以前よりも自分の心をうまく管理できるようになり、さらには知覚や直感、精神的平穏、内面の調和、精神世界にたいする意識と認識が深まっていくのを感じることができた。

続いて始めたのはマクロビオテックである。これは食やライフスタイルの選択において、昔からの智慧と近代的知識を活用することで、さらなる健康状態を作ろうとする日本の自然食学だ。単なる「食事療法」にとどまらず、食、環境、活動、考え方などのすべてが私たちの身・心・情に与える大きな影響を認めるというものだ。玄米、海藻類、味噌、野菜に基づくマクロビオテックは、私にとってごく自然なマインドフルな食生活の在り方となっていった。

一九七九年、私は東アジアの医療について研究するために、日本へと戻ることにした。このことは心と体のつながりについての理解を深めてくれた。東アジアの医療が、季節、天気、一日のなかでの時間、私たちの食生活、感情状態など、生活と環境のあらゆる側面と人間の体は密接に関係していると考える、ホリスティックなものだったからだ。そこでは健康の鍵を握るのは体と心と精神がバランスよく調和を保って機能することであり、健康の安定は「経絡」と呼ばれる通路を通って体を「気」が滞《とどこお》りなく流れているかどうかによると考えられている。

その後、私はハーバード大学のヘルスサイコロジーの一部として提供されていた学際的プログラムで学ぶためにアメリカへと戻った。ここで私はマインドフルネスに関する理解を深めてくれる素晴らしい教師たちから指導を受けた。リチャード・カッツは全体性、つながり、調和へと向かう過程において、私たちが生来持っている知識や治癒の力を尊重することを教えてくれた。チェスター・ピアスは自己と他者理解における内省の力を教えてくれた。日系二世であるキヨ・モリモトからは聴く力と受容について学んだ。

日本に戻り、東京大学に勤めるようになってからも、私のマインドフルネスの実践は継続された。留学生センター（当時）の教員であった私は多くの外国人留学生へのカウンセリングを行い、精神的に誰かを助けるには、癒やしとなる関係の構築が必要であるということに気づいた。

そこで私は、できるだけ自分をそこに集中させることにした。そうすると、相手も私のカウンセリングを受ける時は、可能なかぎり自分自身を持ち込めるようになっていった。多様な文化背景を持つ学生へのカウンセリングを通して、自分を深く知ることが相手をよりよく理解することにつながるということも私は学んだ。

そして、父親となってからは、子どもの養育にはマインドフルであることが求められると知るようになって、この二五年間、それに取り組んできた。子どもの養育という環境を最大限に利用しながら、ひとつの生き方としてマインドフルネスを育んできたといえる。

親として、できるだけ正確に何が起きているかを見極めたり、計画性、自覚、やさしさを持って行動するためには、いつもその場に完全に自分を注ぐ必要がある。日々の子育ての場面で、私はどの一日、どの瞬間をもマインドフルネスを深める舞台としてきた。オムツを取り換え、子どもに服を着せ、テーブルに食事を並べ、子どもたちを学校に送り、仕事に行き、買い物をし、遊びの計画をたて、子どもたちの散らかしたものを掃除し、料理する。これらすべてをマインドフルネスの実践の一部としたのである。

日本で一五年間を過ごしたのちに再度アメリカへ戻った私は、親子教育を通してマインドフルネスの研究と実践に携わるようになった。そのひとつとして、ＰＩという非営利団体の活動を始めたが、これは個人、家族、学校における感情知能の育成をめざす健康と教育に関する研究・実践機関である。これまで指導してきたさまざまな人のなかには、教師、医師、子育て中の親、さらには大学だけでなくアメリカ海兵隊と海軍のリーダーもいた。

人々がよりよい暮らしを送ることを助ける力がマインドフルネスにはある、そう見るにつれて、私はスタンフォード大学でマインドフルネスの研究と実践をさらに進めていった。そして、アメリカでの受け入れ環境が整い、一般市民の興味が沸き立つ状況のなかで、それを発展させるようになったのである。

マインドフルネスとは何か

知覚の扉が清められたなら、あらゆるものが本来の姿で人の前に現れよう。無限に。それまで人は自分自身を閉じ込め、洞窟の狭い隙間からすべてを眺めてきたのだから。

ウィリアム・ブレイク（Alexander Gilchrist『Life of William Blake』より）

古来の仏教修行のひとつのマインドフルネスは、瞑想のまさに核をなすものである。つまり、半分目覚めただけの、永続的な夢のような状態から、よりはっきりした意識と覚醒の状態へと目を覚ます方法である。今日の私たちは、この意識領域を何千年もの間探究してきた賢人、ヨーガ行者、禅師らの智慧によって恩恵を受けている。

仏教ではマインドフルネスは洞察と叡智《えいち》を得るための前提条件とされている。正しいマインドフルネス（正念）とは四諦《したい》（四つの真理）の四番目の諦である八正道《はっしょうどう》（八つの徳。道諦）の七番目に置かれるものだ。「マインドフルネス（念）」という言葉は仏教修行の基本要素であるパーリ語の「sati（サティ）」に由来するが、それは自分の真の性質に目覚め、物事をあるがままに見ることを表している。他の何かになろうとせず自分自身であることを奨励する概念だ。

サティとは自分のもっとも奥にある本質に触れていること、それを妨げることなく自分の外に流れ出させることである。行動するだけではなく存在することを意味し、自分を見つける冒険に出ていくよう勧める。つまり、マインドフルネスとは自分が何者であるかを探り、自分の世界観と自分のいる場所を問いながら、意識を目覚めさせて自己や世界と調和して暮らすことなのである。

瞑想をベースにしているとはいえ、マインドフルネスを実践するのに、わざわざ特別な場所を探す必要はない。何もせずじっと自分の呼吸に耳を傾けるだけの時間を生活のなかに少し作れば十分だ。生きている瞬間の豊かさへの感謝が育まれていくだろう。

ベトナム人僧侶のティク・ナット・ハンはマインドフルネスの有名な提唱者だが、彼は、マインドフルネスを「今・この瞬間」にたいし気づき目覚めている力、すなわち日常生活のあらゆる瞬間において人生に深く関わるという絶え間ない実践だと説明する。

彼は強調する。「私たちの本当の住まいは過去にはありません。未来にもありません。それは『今・ここ』にあるのです。人生は『今・ここ』でしか手に入らず、それこそが私たちの本当の家なのです」（Thich Nhat Hanh『Peace is Every Step』）

マインドフルネスはすでに私たちの暮らしのなかにある幸福に気づかせてくれる力なのだ。それは日常生活の一瞬一瞬に存在している。あなたが息を吸い込む時にその呼吸を意識するなら、生きている奇跡に触れることになる。マインドフルネスが幸福と喜びの源であるとはそういうことだ。

現実には、ほとんどの人が多くの時間をその場に十分に存在することを意識せずに過ごしている。不安、恐れ、怒り、後悔の念などに囚われマインドフルになれずにいる。体はここにあっても、あなたが本当にここにいるわけではない。過去や未来に捉えられてしまっている。

「今・この瞬間」に存在して人生を深く送ることができていない。

マインドフルネスの起源はアジアにあるが、エマソンやソローのようなアメリカのトランセンデンタリスト（超絶主義者）たちもこれの支持者だったといえるだろう。『森の生活』のなかで、ソローは「今・この瞬間」を生きることや、インド哲学と仏教についても言及し、マインドフルネスと自然理解の間に明確なつながりを描いている。

今日では、マインドフルネスは西洋や科学と大いに関係づけられており、なかでももっとも知られているマインドフルネスのエキスパートが生物学者のジョン・カバット・ジンだ。彼はマインドフルネス瞑想の八週間集中トレーニングである「マインドフルネス・ストレス低減プログラム（ＭＢＳＲ）」の開発者でもある。

ＭＢＳＲではマインドフルネスの実践に加えてヨーガも取り入れ、ほとんど体を動かすことのない現代のライフスタイルにおいて加速しつつある廃用性萎縮の広がりを食い止め、痛みや慢性病に悩まされる人々の助けとなろうとしている。その開始以来、ＭＢＳＲは徐々に発展を遂げて、今ではさまざまな健康問題を解決するひとつの補完医療になっている。研究では、ほとんどの参加者において痛みに関係した治療薬の使用が減少し、活動水準および自己肯定感が高まったとの報告もなされている。

カバット・ジンによれば、マインドフルネスとはある特殊なやり方で注意を払うこと、つまり意識的に、今という瞬間において、価値判断を加えることなく、注意を払うことである。こうすることで大きな気づき、明瞭さ、その瞬間の現実への受容力が養われていく。またそれは人生とは瞬間瞬間においてのみ展開するものだという事実に目を開かせてくれる。その場に十分に存在することなくそうした瞬間の多くを過ごせば、人生でもっとも貴重な何かを逃してしまうばかりか、自分が持つ成長や変容の可能性の豊かさ、深さを知らずに一生を終えることになるだろう。

マインドフルネスとは、今この瞬間のみが自分が手にできるもののすべてであることを理解し、「今」を人生の最大の焦点とすることである。ふだん、私たちは過去と未来ばかりに生きており、「今」にはちょっと立ち寄るぐらいで過ごしているが、「今」にこそ自分の居場所を据えて、人生の現実的側面に対処する必要がある時だけ過去や未来をちょっと訪れるというのがマインドフルネスなのだ。

それは今この瞬間にいつもイエスと言い、人生にイエスと言うこと、現実に身を任せ、受け入れて行動すること。「今・この瞬間」に注意を注ぎ続けることで「今」に感謝し、意識的に生きる技法だと言ってもよいだろう。

マインドフルネスは自己観察、自己探求、行動という体系的プロセスを通して、自分という存在の豊かさに触れる実用的方法なのだ。それは優しく、感謝に満ち、人を育むものであって、生きることを当然だとはけっして考えない。自分自身の知恵や生命力とのつながりを取り戻す、単純だが強力な方法である。自分自身はもちろんのこと、家族との関係、仕事との関係、もっと大きな世界や地球との関係も含めて、自分の人生の方向と質に責任が持てるようになる方法なのだ。

マインドフルネスは個人的利益をもたらすだけの利己的な個人活動などではない。スタンフォードで私が教える講座のひとつは「私たちに、世界に、平和を創造する」というタイトルとなっている。ここでは、人々の支援に思いやりの心を持ち込む時には、私たち個々の成長がいかに外へと拡大し得るものかを学んでいる。苦しむ人々を救うのは、どのような行為や話よりも私たちの在り方である。人生、愛、他者への敬意などについての私たちの考え方や、自分自身の苦しみへの気づき、私たちが通り抜けた苦しみの程度なのである。

ティク・ナット・ハンはこのように述べている。

「他者に差し出すことができるもっとも貴重な贈り物は私たちの存在です。マインドフルネスのなかに愛する者たちを受け入れるなら、彼らは花のように開くでしょう。奇跡というのは水の上を歩いてみせることではありません。奇跡とは緑の大地を歩くこと、『今・この瞬間』に深く存在し、完全に生きていると感じることなのです」（Thich Nhat Hanh『Peace is Every Step』）

マインドフルネスを考えるひとつの簡単な方法が次のＡＢＣである。

Ａ＝Awareness（アウェアネス、気づき）。自分が考えていること、していることをもっと意識できるようになること。自分の心や体の中で起きていること、自分の思い、感情、感覚を認識すること。

B＝Being（存在すること）。価値判断や自己批判、そして何かを絶えずしていなければならないという考えを一時的にやめて、ただ自分の経験とともにあること。

C＝Clarity（明瞭さ）。なんであれ自分の生活で起こりつつあることに注意を向けて、はっきりと眺めること。自分が望むようにではなく、あるがままに物事を見ること。

マインドフルネスの科学的根拠

心と体の結びつきについての気づきが芽生えれば、情緒、体、精神面での健康を高められるようになる。そのためにマインドフルネスは理想的であると個人的に実感してきた私は、授業でもマインドフルネスを活用している。

だが私が、スタンフォード大学でマインドフルネスを通常の授業として教えることが許されているのは、今や科学によって、マインドフルネスが脳と体に及ぼす優れた強力な影響が実証されているからだ。瞑想はさまざまな自律神経の生理的過程に良い影響を考えるものであること、たとえば血圧を下げたり、全般的な性的興奮や感情の衝動性を抑えたりすることが証明されている。

マインドフルネスの圧倒的な人気の背後には、健康上の効果と、脳は実際に書き換え可能であることを裏付ける科学的証拠がますます増えているという状況がある。このように、マインドフルネスを磨けば自分にも、自分と人生を共にする人々にも重大な利益をもたらし得るとの確信を、科学が現代人に与えているのである。

学習との関係でも、多くの点で効果があると示す研究が増えつつある。そのなかには、注意力や集中力のみならず、創造性、記憶力、あるいは学習内容の保持、自主学習、意味のあるパターンへの学習の統合といった認知能力も含まれている。また、マインドフルネスは柔軟な思考、さらには自己や学習テーマへの集中だけでなく、他者への集中そして共感力とも相関性が見られる。パフォーマンスや生産性全般とも関係している可能性がある。

『The Power of Mindful Learning（邦題：ハーバード大学教授がこっそり教えるあなたの「天才」の見つけ方）』の著者であるエレン・ランガーは、マインドフルネスは、次のような資質を活性化する心理状態を作り出すことができると示唆している。

- 目新しいものへのオープンさ
- 差異にたいする注意力
- 状況の違いへの敏感さ
- 複数の視点があるという秘められた意識
- 「今」への集中

MBSRについての調査は、いろいろな生物学的変化も認めている。ある研究では、学習と記憶、感情の制御、自己意識などに関わる脳の数多くの領域が厚くなる一方で、危険を感知した際の判断や反応をつかさどる、扁桃体とよばれる脳の奥深い領域が薄くなることが観察され、ニューロプラスティシティ（神経可塑性）とよばれる脳の変化が確認された。最近の研究では、がん、心血管疾患、アルツハイマーなどの病気や炎症に関係している遺伝子の発現の減少が示され、さらに、ある新しい研究はMBSRが孤独さを減らすとさえ証明してみせた。こうした研究のいずれもが、マインドフルネスが私たちの幸福度を高め健康に良いとする主張を裏書きしている。

一方、マインドフルネスに向けられる批判は、マインドフルネスは個人のストレスを軽減し幸福度を高めても、社会にたいしては何ももたらさない自己中心的な活動ではないかというものだ。

しかし、私はマインドフルネスにはポジティブな意識変化をもたらす可能性があると考えている。実際に、あるリサーチでは有望な結果が出ている。このリサーチでは三九名の参加者をふたつのグループに分け、そのうちの二〇名には八週間の瞑想クラスに参加してもらい、残りの一九名には順番待ちの状態であると伝えた。その後、松葉杖をついた人のために自分の席を譲るかどうかの観察を行った。参加者の思いやりを試す実験である。結果は、瞑想をしなかった人のうちの一六％、瞑想をした人のうちの五〇％が席を譲った（Psychological Science誌）。

瞑想がなぜ思いやりのある行動を導くのだろうか。わかっていることは、短期間でも瞑想を実践した場合には、共感的理解に関わる脳内領域の神経機能に変化が生じ、他者との結びつきを感じるということだ。焦点は確かに自己に向けられているとはいえ、瞑想は自分以外の存在にたいしても注目する力を育て、あらゆる存在は結びついているという考えを強めるのである。

マインドフルネスがストレス低減などの効果をもたらすたんなる瞑想にとどまらないなら、その実用的な価値も幅広いだろう。マインドフルネスの運用方法はたくさんある。そのごく一部として、「マインドフル・リーダーシップ」と、「マインドフル・ペアレンティング（子どもの養育）」、そして「マインドフル・エデュケーション（教育）」を紹介しよう。

マインドフル・リーダーシップ

近年のマインドフルネスの発展分野のひとつはビジネス界のマインドフル・リーダーシップである。マインドフルなリーダーとは、自らの思考や行動を意識することができ、自分の影響下にある人々の潜在力を存分に発揮させられる人のことである。心の内側の、深い落ち着きと集中を備えた場所から生まれてくるこのリーダーシップを身につけたなら、いかなる事態が生じた際にも、そのたびに対応していく力を持つことができる。マインドフルネスを習慣化することで、どんなに多くの課題が生じようと、ストレスを軽減し、知的集中力を高めて課題と向き合えるようになるのである。

マインドフルネスは、判断力や意思決定の改善、生産性の向上、業務中の閃《ひらめ》きやイノベーションの増加につながる入り口である。自己との関わりから始まるとはいえ、マインドフル・リーダーシップは、実業家、役人、専門家、その他影響を与える立場にある誰にとっても、チームや組織全体をうまく率いるのに役立っている。

デイヴィッド・ゲレスの『Mindful Work（邦題：マインドフル・ワーク）』は、瞑想こそ、幸福で生産性の高い職場を作る鍵かもしれないという、アメリカ中のビジネスリーダーがまさに気づき始めた点を明らかにしている。この数年間でゼネラル・ミルズ、フォード、ターゲット、グーグルなどといったアメリカの最大手企業のいくつかが、従業員のマインドフルな習慣を養おうと、大規模なプログラムを設置した。従業員のストレスを弱め、精神的集中を高め、うつ状態を緩和させていることから、あらゆるビジネス業種が、瞑想やヨーガ、その他のマインドフル・テクニックの持つ効果を認めつつある。マインドフルネスがそれを採用した企業に利益をもたらしたという事例は非常に多い。

リーダーたちは、マインドフル瞑想がもたらす明瞭さ、自己認識のおかげで自分自身の変容が可能となるうえに、自分の下で働く人々を刺激して集中力と生産性を高め、そこから良い結果を生み出せるようになることを経験している。それはストレスの軽減や管理にも役立つため、レジリエンスを獲得し、長期にわたって高パフォーマンスを維持できるようにもなる。株主の要求を言われる前に察して対応する、より良いコミュニケーションがとれる、チームとしての効率を高めるといった効果もある。重要案件にたいする集中を維持させつつ、他方で、自分がコントロールできないことへは冷静な態度をとることができる。平静を保ち、ストレスに満ちた状況でも物事を明確に見、より良い決定を行うことができる。

私はこれまでアメリカ海兵隊と海軍を含むさまざまな組織でマインドフル・リーダーシップを指導してきた。高い感情知能を求めるリーダーシップでは、部下を監督して逐一管理するだけでなく、自己認識、自己統制、意欲といった個人的コンピテンシー（成果を生む行動特性）もが要求される。強いリーダーであるためにはさらに共感力や、人々の中に望ましい反応を引き起こして最高のパフォーマンスを引き出す力などの、社会的コンピテンシーも必要だ。

二日間にわたって行われるワークショップでは、自分たちの強みはどこにあり、よりよいリーダーになるためにどの分野を改善すべきかの分析に取り組んでいる。仕事中の自らの感情や行動をチェックし改善していく方法を学び、感情的に共鳴できる心を揺さぶるヴィジョンの構築、よい意思決定を行う能力の育成、周囲の感情知能を高める雰囲気および結束力を持ったチーム作りができる能力の育成を目指している。

このワークショップでは、マインドフルネスとは自己認識と自己管理能力を向上させ、自己の感情に気づいて感情を制御できるようにすることで、感情知能を養っていく方法であると紹介している。また、自分の周囲で起こりつつあることへの気づきを通して、社会的認識や人間関係の管理能力を改善させるものであることも話す。

さらに、マインドフルネスに含まれる次の点も強調している。

・自分の感情、思い込み、考え、振る舞いへの気づき
・物事にたいする別の見方への気づき
・相手が考え、感じていることへの気づき
・その人の言葉の選択への注目
・非言語的な手がかりやボディランゲージの受信
・起きていることへの解釈を助けてくれる文脈への注目
・真新しい情報への注目

こうしたワークショップでは、マインドフルネスが「リフレクション・イン・アクション」と呼ばれる能力につながることについても学んでいる。これは、その瞬間に起きていることを振り返りながらそれに取り組める能力だ。つまり私たちは、起こった出来事に自動的・衝動

的・感情的に反応するかわりに、ふさわしい行動だと自分で判断したものに沿って行動できるようになるということだ。

　私たちはこの他にも、個人的な癖や馴染んできた行動パターンを変えるためには定期的な辛抱強い訓練によってマインドフルネスを上達させる必要があることを学ぶ。新たな機会が与えられるたびに行う日々のマインドフルネスの実践こそが私たちの感情知能を高め、職場における人間関係を向上させるのである。

マインドフル・ペアレンティング

　マインドフルネスが欠かせないもうひとつの分野がペアレンティング（子どもの養育）である。心を開いて「今・この瞬間」に気づくという、誰もが持っている潜在能力を親は育む必要がある。これは最終的には、高い感情的・社会的知能とともに目的と意味のある人生を歩むよう子どもたちを導くための、大きな智慧となる。互いのことをほったらかしにしたり、学業成績や望ましい将来ばかりに心を囚われている親子が非常に多い現代においては、こうした養育方法がたいへん強く求められている。

　マインドフル・ペアレンティングは、それぞれの瞬間に私たちが向ける注意の質や、できるだけ意識的に生きて子どもを養育しようとする意欲に作用する。私の場合、子どもたちを期待や恐れなどで覆い隠すことなく、できるだけ鮮明にそのままの姿でながめ、その瞬間に本当に必要とされているのは何かを見極められている時には、自分がマインドフルなペアレンティングを行っていると感じる。

マインドフル・ペアレンティングとは、子どもたちを見る時に価値判断を挟まず、自分が望む姿としてではなく、その子本来の姿を見ることである。結果に執着するよりも、子どもの人生に今展開しつつあることにマインドフルになるということだ。感情をそこに据えて子どもに接する時、親子の間の深い根源的なつながりへの敬意が払われる。すると子どもたちは自分の感情をうまく扱える人間に育っていく。

前述したジョン・カバット・ジンは妻のマイラとの共著『Everyday Blessings: The Inner Work of Mindful Parenting（未訳）』で、子どもを禅導師にたとえている。子どもというのは禅導師のように、あらゆることを疑い、崩壊させせかねないが、そのような時こそマインドフルな気づきを得る絶好の機会である。彼らはあなたのボタンを押し続けるので、明瞭さと感情的バランスを維持する訓練がたっぷりとできる。マインドフルネスをその瞬間に持ち込んで、自分の思い通りにすることへの執着心があなたにどれほどあるかを知る機会を子どもたちはあなたに与えるのである。物事をあるがままに受け入れて、それからマインドレスにならずに適切に対応せよと教えてくれるのだ。物事はすでにそれ本来の姿をとっているのだから、と。

不治の病にかかり長くは生きられない子どもを持つ親からは、誰よりもマインドフル・ペアレンティングについて多くを学ばせてもらうことができる。時には痛ましいことに死期が近いことが明白な場合もある。彼らはこの場・この瞬間のための、純粋に子どもの養育のための、またその行為自体が秘めた慈愛のための養育というものを、自らの経験によって知っているのである。未来のために生きるのは幻想にすぎないことを、マインドフル・ペアレンティングが思い出させる。

友だちの誰より勝っているように、ステータスや保障や安定を手に入れるようにと考えて子どもを育てようとする親もあるが、マインドフルに養育に取り組むというのは、自分の子どもを今日愛するということ。大切なのは「今」なのだ。

いつも完璧に「正しいこと」をしなくてはならないなどと心配する必要はない。子どもの養育に「完璧さ」など実際になんの価値もないことだ。大切なのは偽りのない本来の自分であること、子どもたちと自分自身をできるかぎり尊重すること、そして最低限、傷つけまいとすることだ。

ハツコ・アリマは生まれつき嚢胞性《のうほうせい》線維《せんい》症《しょう》という難病を抱えた双子の母である。長女のアナは二度の両肺移植を乗り越えて奇跡的に四一歳まで生きたが、二〇一三年にこの世を去った。しかし、悲しみはもちろんあったものの、四一年もの人生を娘が授かり、実に多くを成し遂げられたことへの大きな感謝と喜びに満たされていたと、彼女は打ち明けてくれた。アナが生まれた時から娘の短命を予期してきた。わが子に与えられた時間はかぎられていることを意識して養育に臨めば、一日の貴重さへの感謝が生まれる。

多くのスピリチュアル・リーダーが、「今」の持つ力や、マインドフルであること、気持ちを注いで暮らすことを私たちに訴えかける。良いペアレンティングとは、ただただ、わが子を尊重してきちんとその話を聴くことに尽きるのかもしれない。わが子が深刻な病に冒されているわけでなければ、親は子どもには未来があり、その未来に向けて準備させておかねばならないと信じて暮らしている。

だが、いつでもそれが実現するとはかぎらない。私たちが予定しているよりずっと早く奪われてしまう命もある。長く生きてくれたとしても、将来に向けた養育をするべき私たちからその場に存在する機会が奪われるかもしれない。子どもたちをきちんと見て、話を聞き、その瞬間に彼らに応じるためには、その場にしっかりいることが必要なのに。

この数年で私の友人の二人がまだ幼かった子どもを亡くした。ひとりは自動車事故で、もうひとりはがんが原因だった。私にとってこの出来事は、子どもたちと私自身の深いつながり、共感、愛へとつながるようなペアレンティングの方法を探し続けるべきだと改めて思うきっかけとなった。

マインドフル・ペアレンティングは瞬間ごとの気づきであり、「日々の祝福」への感謝である。私は子どもを将来に備えさせることとのバランスをとりながら、毎日を十分に生き、彼らを愛することをサボってはいけないと自分に言い聞かせている。

マインドフル・エデュケーション

マインドフルネスの導入は、今や学校教育のあらゆる段階へと広まりつつある。精神を集中させて自分を落ち着かせる方法が学校で指導されている。マインドフルネスを生徒に直接訓練させるプログラムについては多くの研究がなされ、小中高生においてさまざまな認知的、社会的、心理的効果が証明されてきたが、そこには次のようなものの改善も含まれている。

・ワーキングメモリ
・注意を払うこと
・アカデミックスキル
・ソーシャルスキル
・感情のコントロール
・自尊心

集中力や注意力が向上すれば情報を記憶する力を高める助けとなるのだから、学校にとっては明らかに望ましいことである。自己認識、自己管理が改善するというような個人的なメリットもある。さらには、気分が改善された、不安・ストレス・疲労が減少したといった生徒たち自身の声も聞かれている。また、ケンカの減少、衝突時の解決、他者への共感と理解など、社会関係におけるメリットも認められている。

私の対象は大学生と高校生だ。プロローグでは、私がスタンフォード大学の学期の最初の授業に着物姿で乗り込み、日本語で学生に話しかけていることを説明した。その行為が学生をマインドフルにするからだ。彼らは注意と意識をそこに注いでくれる。昼食に食べたものや、授業後にすることについて考えたりせず、その瞬間、そこにいる。そのような意識状態が私たちの出会いのはじまりとなる。授業でまず私がするのはマインドフルネスの状態を引き起こすことなのだ。

私はまず学生たちに次のことを伝える。

「私はこれからの一回一回の授業を生涯一度きりの機会だと思うようにするので、皆もそうしてほしい」

そういう考え方に彼らが慣れていないのは承知している。学校の授業などおそらくありふれたもので、退屈で無意味だとさえ思っているかもしれない。そこで、彼らに何を求めているかを説明するために、私は「一期一会《いちごいちえ》」という言葉を紹介する。

「一期一会」とは出会いを宝物のように扱うという考えだ。英語では、"One opportunity, one encounter" "Never again" "One chance in a lifetime" のようになろう。それぞれの出会いは二度とは起こらないもの、だからこそ出会いを大切にするという意味である。決まったメンバーが集まる場合でも、ある一回の集まりがそのまま繰り返されることはけっしてない。だから、どの瞬間もつねに「人生で一度きり」なのだ。

「一期一会」は、はかなさという考え、さらには、出会いがしらの生死を分ける戦いに完全に意識を注ぐ武道や能とも関係している。また、茶道、特にその大家である千利休とも関係がある。幕末の大老・井伊直弼による助言には、茶のもてなしを受けるにはその「一期一会」の場に誠意を持って参加することで、ホストに敬意を表すべきだとある。もてなすほうも真心を込めてとり行い、集まりのあらゆる面に最大限の注意を払い、あらゆる細部に完全に専心せねばならない。どの茶会も比類なきもので、人生においてふたつとない。それゆえ、すべての瞬間が最大限の誠意を込めてあたるべきものだということである。

一杯のお茶が差し出されても心が別のところにあれば、そのお茶を本当に楽しむことはできない。だが、マインドフルになって目の前のお茶に集中するなら、お茶はその香りと驚きをあらわにする。これこそマインドフルネスと集中が大いなる幸福の源である理由である。上級者となると、瞬間の喜びや幸福感を一日のどんな時においても作り出すことができるようになる。

私たちの日常に当てはめるなら、「私たちには今日という日以外のものはない。だから、今日を十分に生きよう」ということになる。自分に与えられた機会を逃してはならない。同じ出会いはふたつとないのだから、人生でこれが最後と思って大切にすべきだということをよく考えてみるとよい。そして私たちが共に過ごす時間を、丁寧に扱おう。こういうふうに人生に向き合うことができれば、豊かな瞬間をあまるほど手に入れられる。

授業の最初にマインドフルネスの訓練をすると、この「一期一会」という意識を高めることができるので、スタンフォード大学では、前述のように、教室から少し歩いたところにあるコンテンプラティブ・センターを利用している。黙ってそこまで歩いて行き、一五分ほど黙って座る。それから教室に戻って授業を始めるのである。

学生からはこのおかげで集中が高まり、自己についても他者についてもさらに意識を向けられるとの声が聞かれる。

ある大学でのマインドフルネスについての研究では、学生の自己批判が弱まったことが示された。私の観察では、クラスメートへの厳しい判断も減っている。こうした傾向をさらに強めるべく、私たちは自己や他者にたいして批判・判断するよりも、受容し、感謝することを学ぼうとしている。

私の授業は、授業内容を積極的に体験し、そこで学んだ概念を実生活に適用するように促す、観想的な教授法をベースとしている。体験的学習はより全体的な価値体系へと心身を統合していく。ダニエル・バーベザットとミラバイ・ブッシュは『Contemplative Practices in Higher Education（未訳：高等教育における観想実践）』において、観想教育の基本的目標を以下のように定義している。

・精神的安定を支える瞑想や訓練による、集中力と注意力の養成
・講座の題材を自分の中に発見することで題材への理解を深める、観想や省察
・同情、つながり、教育の道徳的・霊的側面にたいする意識の発達
・自らの精神的資質、個人としての意味、創造性、洞察の探究

教育の現場でマインドフルネスを実践すれば集中を高め、理解を深め、感情知能を増し、創造性を養うことができる。学生の集中力や内省を育むために、さまざまな観想実践を大学の授業に統合する教育者は増える一方だ。そうした実践は、意味、道徳律、目的、価値への深い内省を可能にするが、それだけではなく他者とのつながりへの省察を促すからだ。

学生たちは、外の世界についての情報や合理的知識や科学的手法を特別扱いしてきた伝統的学習の客観論、経験論、実証主義の先へと進みたいと渇望している。観想教育はこのニーズに応えるもので、学びと学生の人生を統合し、また、内省から生まれる智慧を高めて自分のためや他者を思いやる活動を引き起こすのである。

エクササイズ1

1 足の裏を床につけ、両手を膝の上に載せて、静かに椅子に腰かけます。

2 目を閉じ、呼吸に意識を集中させます。鼻から吸った空気が肺へと移動するのに注意を向けましょう。吸い込む息は冷たく、出ていくときは温かくなっていきます。吸ったり吐いたりするたびに空気が体内を移動するのを感じましょう。

3 心配を捨てて、ただ自分の思いを観察し、自分の思いと戦うことなく、静かに意識を呼吸に戻していきます。

4 この練習を一週間のあいだ毎日続け、初日は五分間、その後は一日数分ずつ時間を長くしていきます。

第2章　初心（Beginner's Mind）

自分がどこへ向かっているのかを私は知らない。目の前にある道は見えないし、それがどこで終わるのかも定かでない。自分のことさえ本当にわかっているわけではなく、御心に従っているつもりでいるが、実際にそうできているとはかぎらない。主を喜ばせたいという私の願いは、確かに御心にかなうものだと信じている。その願望を自分がおこなうあらゆることに抱きたいと私は願うのである。

トマス・マートン（『The Seven Story Mountain』より）

学び始める姿勢

私が最初の授業に着物姿で教室に現れて日本語で話しかけるのは、教室をマインドフルネスの空間にするためだが、同時にビギナーズマインドを高めるためでもある。学生が理解しない言葉で話しかけることで、彼らの期待を裏切り、理解できないような経験に向き合わせるのである。こういうことが起きるはずだという想定をくつがえされると、彼らは目の前の現実と自分の解釈の間にギャップがあることに気づく。自分の世界観を疑って、新しい世界観の可能性に心を開き、それまでの考え方を一新させないかぎり、状況を理解することができなくなる。

こうして授業を始めると彼らはさまざまな反応を見せる。ほとんどの学生は戸惑って、教室を間違えたのではないかと思うようだ。実際、教室から立ち去った学生がこれまでにひとりいた。動揺する学生もいる。エリートである彼らの自己認識を支えているのは、そうした状況をうまくこなしてみせ、教室で求められる物事をいかにうまく扱えるかをひけらかすことだからだ。馴染みのない何かに向き合わされるとコントロールを失ったように感じて、自分はその状況に対処できるだろうか、いつものようにうまくやれるだろうかと疑いを抱く。不安や、恐れを感じるのである。

だが、なかには自分の混乱に柔軟に対処できる学生もいて、目を見開いて状況を楽しんで、何かすごいことが起きるのではないかと期待を抱く。

危うい感じのする状況に置かれた時には誰もが緊張するものだ。しかし、自らの能力にたいして自信を持ちながら、謙虚さも忘れないというバランスの大切さを知るのに、これはよい方法だ。彼らの教育にとって重要なのは、なんらかの有限の知識にクールに精通することよりも、マインドフルに内省することなのである。私は知らないこと、あいまいなこと、不確実なこと、複雑なこと、不可解なことがあっても気楽な気持ちでいて、知識を深めてくれる驚きや畏敬を養うことを奨励している。

自分の弱さを知るような出来事を経験すると、学生たちは有能でなければならないという重い気持ちではなく、禅で言う「初心」の軽さを持って授業に参加できるようになる。実際、このようなやり方で授業を始めると、今まで授業で感じてきた強制から自由となり、解放されたと感じる学生もいる。自分を抑えながら優秀さをアピールし、これまでと同じやり方でうまくやってみせねばという思いを手放すことができるからだ。自分の弱さや謙虚さを進んで認めることができれば、自らを空にして、耳を傾け、心をオープンにし、学びを受け取ることができるようになる。

授業では仏教学者と禅師についての話を演じてみせることにしている。私が禅師の役となり、学生のひとりが仏教学において幅広い経験を持つ、涅槃経《ねはんきょう》を専門とする学者を演ずる。禅師のもとで学ぶためにやってきたこの学者は、いつも通りお辞儀をしたあと、禅についての教えを乞いたいと禅師に願い出る。だが次には博士を有する自分の立派な経歴について語り始め、自分の知識を禅師に示すためにそれまで研究してきた多くの経典について延々と話し続ける。

禅師は黙ってこれを聞くと、お茶の準備を始める。支度が整うと、彼は学者の茶碗にお茶を注ぐのだが、次第にそれは溢れ出し、床一面に流れ出ていく。これを見て学者は叫ぶ。「ちょっと待ってください。茶碗はいっぱいで、それ以上入りませんよ」

するると禅師は注ぐのをやめてこう言う。「あなたはこの茶碗のようです。あなたは仏の道についての知識でいっぱいだ。教えを乞いに来たとおっしゃるが、あなたの器はいっぱいだ。何も入れられません。私が教える前に、それを空にしてもらわなくてはいけません」

この話から、私たちは己を空にして己の考えにしがみつくのをやめるなら、そこに空間が生まれて、真理が訪れるということを学ぶ。自分を空にすれば、物事の本質を見極める洞察と理解を得ることができる。そうでないと、私たちは自分の考えや意見というフィルターを通して世界を見ることになる。

自分の知識や意見に夢中になり、条件づけに囚われてしまっているスタンフォードの若者たちにとって、これは重大な意味を持つメッセージだ。茶碗の縁ぎりぎりまで詰め込んでいる彼らには、何も入る余地がない。マインドフルな生活を送ることが与える深い平和と充足感は、単なる知識の積み上げなどではないと理解しなくてはならない。

スタンフォード大学で私が教える学生のほとんどは、子どもの頃から自分の意見を大切にせよと教えられてきた欧米人である。自分を空にするのは難しいと感じがちだが、それは、それまでの人生で何にもまして論理的思考に価値を置くよう育てられてきたからだ。学校でもつねにそのように教えられてきた。これは生き方の大部分の基礎をなすもので、学生たちの体に深く染み込んでいる。

とはいえ、西洋文明において、意見を捨てて空になるという考えが今までなかったわけではない。主流ではないが、さまざまな賢人や聖人の書物や人生に表されてきた。たとえば一七世紀のカトリック詩人アンゲルス・ジレージウスはこのように書いている。

神よ、その愛と喜びは
いたるところに存在する
しかしあなたのもとを訪れることはない
あなたがそこにいないかぎり

(poetry-chaikhana.com)

ヴァルネラビリティ（弱さ）は禅に深く根ざすものであり、西洋では最初に鈴木俊隆の『Zen Mind, biginner's Mind（邦題：禅マインド　ビギナーズ・マインド）』という本によって大衆に広められた。こういう心の状態に達するには、禅師の道元の「現成公案《げんじょうこうあん》」において自分という荷と呼ぶものを捨てねばならない。

自己をはこびて万法を修証するを迷とす、
万法すすみて自己を修証するは悟りなり。

（自分という荷を持って万物に働きかけ真実を明らかにするというのは妄想だ。万物がおとずれて自分に働きかけ真実を知るのが悟りだ）（Jakusho Kwong『No Beginning, No End : The Intimate Heat of Zen』）

これまでの条件づけに囚われたまま、何かにアプローチしようとする時、私たちの知覚はそれに染められている。これこそ、私たちが持つ「自分という荷」である。自分を空にして、自由に、オープンに物事と向き合わないかぎり、知覚が妄想の影響を受けて、物事をはっきり見ることができない。だが、この荷を降ろして鮮明に見るためにはたいへんな努力が必要だ。この物事を真新しい方法で見るという考えは芸術や文学においては「異化」と呼ばれている。よく知っている何かを馴染みのない奇妙な方法で表現することで、ありふれた物事にたいする認識を深化させようとする芸術的手法である。

自分という荷を持たずに見る時、自分自身を含むあらゆる存在が本来の姿で現れる。自分が何者かを学ぶのは、万物が本来の姿で現れるのに任せ、そのなかで自分を見つめる時だ。

この目を通せば、何もかもが新鮮で新しく見える。先入観を捨てて、自由でオープンな心で物事を受け取っているからである。これが茶碗を空にするということだ。年齢を重ねるごとに私たちはこの能力を失くしてしまうが、マインドフルネスを実践することで鍛えることができるのである。

この話の中で禅師は、仏の道についての考えや意見が私たちの茶碗をいっぱいにしていて、真の教えに出会った時には吸収できなくなっているということを学者に示してみせた。日常生活では、この教えがそれを具現化する生きた師の姿で私たちに訪れることがある。そのような師に出会う時の助言として道元はこう言っている。

「自分の自己中心的な考えに合わせようとすることなく教えを聴きなさい。そうでなければ、教えをあなたは理解できないでしょう……。体と心をひとつにし、まるで水が器から器へと注がれるように、師の教えを受け取りなさい」

教えは他のどんな人からでもやってくる可能性がある。そんな時に私たちがオープンで器を空にしておけば、水がそれを満たしていく。その逆であるなら、水は床に流れ出て失われてしまうだろう。さらに、私ひとりだけが教室にいる師ではないと伝えて、お互いを師とみなすよう学生に望んでいる。私たちの誰もが他の人にはない知識を持っているからだ。誰もが禅師であり、敬意に値する。私が重視しているのは知識が無限で、拡大可能で、全員によって所有され共有されるような相乗作用である。このアプローチから生み出される知識は膨大となり、その総計は単なる部分の合計を凌《しの》ぐようになる。

名指揮者レナード・バーンスタインは、ドイツ語の「教師（Lehrer）」と「学習者（Lerner）」という単語の語源はほとんど同じであると説明している。ここから、彼はこのふたつが相互に関係し合い、区別されるべきでないことに気づく。教えながら私たちは学び、学びつつ教えているのだ。私も同じひとりの人間にすぎず、年下の学生たちより道は先に進んでいるが、今なお真理と美の探究の途中にある。

自分の「弱さ」を体験する

ヴァルネラビリティ（弱さ）は多くの場合、否定的に捉えられがちだ。だが、私にとってそれはひとつの知の形であり、劇的かつ根源的な意識や視点の変容を招くものである。弱さに陥るというのはダイナミックな体験で、たいていの場合、意識が大きく変わっていく。

ヴァルネラビリティとは自分の世界観や、「妥当」「正解」「明白」「普通のやり方」についての前提を根底から疑うことだ。弱い立場に置かれる時には、自分の世界観が与えてくれる安心感を捨てねばならなくなる。だがその時こそ、他者や他のコミュニティ・文化の内側から世界を理解することが可能となる。

この理解が備わると、私たちは自分以外の世界観も複数存在することを悟る。このようなヴァルネラビリティの体験（自分の信ずる世界の危うさ、自分の弱さを知る体験）を受け入れることができれば、自身の世界観を超えて、一見相容れないかのような別の世界観へと入り、ふたつを合わせた以上の何かを創る可能性もまた手に入れる。そして最終的には、多様な世界観と、それらの世界観による実りある協同の可能性を肯定的に捉えるような、より包括的で新しい理解が生まれてくる。

自分の弱さを体験をした人は、他者や他文化の世界へ、さらに深く踏み込むことができるようになる。自身の世界観を手放すか一時的に離れてみるなら、一見矛盾して危険に思えるような世界観であっても理解できたり、あるいは、受け入れることだってできるかもしれない。他者や他文化の内側に入って異なる世界の喜びに触れるなら、その世界を外からだけでなく内側からも知ることができる。ヴァルネラビリティを体験し受け入れることが、共感や他者理解の入り口となるのである。

その価値は認められてはいるとしても、自分の弱さを感じずにおれないような体験を実際に進んでしようとする人はめったにいない。それは不安を生む行為で、時には恐怖の源でさえあるからだ。

自分の弱さを体験する時、それは人生を支えてきた意味や目的が予期せず崩壊する時である。このようなもろい丸裸の状態は人間のもっとも基本的特質のひとつなのだが、ふだん私たちはこれを覆い隠して暮らしている。

だが、自分の置かれた状況が弱さと向き合うよう迫る時には、こうした人間の現実を意識せざるを得ない。私たちには起こることを操作する力はないし、私たちは不屈の存在でもない。この人間の性質を表すとともにそれを敬うのがヴァルネラビリティなのである。

自らの弱さを理解して受け入れるように教える文化は多い。たとえば、移行と変容のための儀式である「通過儀礼」は、自分の弱さを知る体験へと人々を導くものだ。こうした儀式は、自らの弱さを知ることへと人を導き入れつつ、次にはそこから抜け出させ、新たな知へと導いていく。多くのスピリチュアルな瞑想修行は、自分自身を超えた、より大きく普遍的な自己とつながって真の叡智や世界との「一体性」へ到達するための必要な前段階として、ヴァルネラビリティの体験を奨励する。こうしたヴァルネラビリティの体験を受け入れるには、エゴによる不安を手放し、特に人生に予知とコントロールを欲する人間の欲求を克服することが、きわめて重要になる。

自己を超えて別の世界を受け入れる、そのような変容を促進して後押しするのに弱さの体験は欠かせない。この時、人は相容れないと考えてきた世界観さえも包含する、より大きな世界の構図を得ることになる。

君たちは弱くなれるぐらい強くならなくてはいけない、と私は学生に話している。「君が頑固で教養もあるなら（実際、彼らはそうなのだが）、不適格だ、自信がない、傷ついたなどと感じるような弱さを持たない人物という印象を周りに与えているかもしれない。このせいで孤立することになったり、君や周りの人々を大いに苦しめることもあるかもしれない。本当に君が強い人なら、自分にも他人にもあえてその強さを強調する必要などない」

スタンフォード大学では、学生が弱さを自分の一部と受け入れられないことを「ダック・シンドローム」という言葉で表す。ダック（アヒル、鴨）は表面では努力もせずにすいすいと泳いでいて、静かで穏やかで平和そうに見える。しかし水中では実は足をバタバタと動かして漕いでいるのである。

スタンフォードの学生はこれに似ている。何もかもうまく処理してこの上なく満足気だが、内側ではなんとか生き延びようと苦闘しているかもしれないのだ。自信、自制、自立を装ってリスクを避けながら自分を守ることで、好印象を与え、安全を感じているのだ。

自分の弱さを体験するために、私は学生たちに自分がもっとも見るのを恐れているものへと注意を向けなさいと言っている。そして、感じることや、泣くことさえも自分自身に許してやることだと伝える。すべてのことにたいして意見を持たなくても、不屈で無感情な様子を気取らなくても良い。代わりに、自分の感情に触れ、ほどよく心を開かせることだ。弱さのように見えるものにこそ実は自分の強さが宿っている。そして、強さと見えるものが弱さ、つまり恐れを隠そうとする試みである場合が多い。自分や周りにとってどんなにもっともらしく思えようと、それは見せかけの行為にすぎない。

私が教えるのは、今まで大いに自分の業績を称えられてきた若者たちだ。失敗の経験はほとんどないという者ばかりだ。そのため、失敗や間違いを犯すことを恐れている。間違いが許される立場にないと感じているのである。そのため、なかには、人生最初の大きなミスによって完全にレールを踏み外してしまう学生もいる。自尊心を膨らませてすべてを知的に処理しなければと思い込んでいる。知的に知ることと体験的に知ることを統合し、頭だけでなくハートとともに生きることを彼らは学ばねばならない。

心理学者のキャロル・ドゥエックは、著書『Mindset: The New Psychology of Success（邦題：マインドセット——「やればできる！」の研究）』のなかで、いかに多くの学生が「固定したマインドセット」を持ち、基本的能力、知能、才能は変わらない特性だと考えているかを説明している。自分は一定の能力を備えていると考え、いかなる時も賢く見えるようにして、けっして頭が鈍いと思われないことを目標にしているのが、私の学生たちだ。

だが、私が学生たちに教えたいのは、自分の才能や能力は努力、粘り強さ、よい指導によって伸ばせるということを理解している、「成長するマインドセット」である。誰もが同じであるとか、天才になれると信じる必要はないが、賢くなろうと取り組みさえすれば誰でもより賢くなれると考えるような思考だ。

物語を分かち合う

成長するマインドセットを養うひとつの方法が、ビギナーズマインドを育てながら自分の弱さの物語を分かち合うことだろう。授業では、物語の持つ力について、医者であり『Kitchen Table Wisdom（邦題：失われた物語を求めて——キッチンテーブルの知恵）』の著者であるレイチェル・リーメンのようなストーリーテラーから学んでいる。スタンフォード大学病院の小児科長も務めたことがあるリーメンは、患者だけでなく彼女自身の病気を経験したことで、理論としてではなく実体験から、自身の弱さこそが他者の弱さと慈愛に満ちたやり方で結びつけると知り、治癒の不思議に心を開いて受け入れるようになっていった。リーメンはストーリーテリングが持つ治癒の力を信じている。

「私たちには自分について話す必要があります。他の人たちの話を聴き、自分の話も聴いてもらえたと感じられることが本当に必要なのです。それは治癒のために、欠かすことができません」

また私は、学生に自分の話をしてほしいと求める時には、その裏付けとして物語の共有が持つ癒やしの力に科学的な根拠を提供する、『Opening Up（邦題：オープニングアップ─秘密の告白と心身の健康）』の著者、ジェームズ・ペネベイカーの最近の研究を紹介している。彼と仲間の研究者たちは、自身について書くという行為には免疫系の向上、痛みの緩和、薬の使用量の減少などの、健康上の効果があることを発見した。この研究によって、三日のうちにほんの一五分間、重要な個人的体験について感情的に書くだけで、心と体の健康状態が改善されることが証明されたのである。

授業でのストーリーテリングの活用は、脳への影響を立証した研究が裏付けを与えている。物語を聞いている時には、その物語を聞き手自身の考えや体験に変えてしまう脳の部位が活性化する。聞いている者同士の間で同じような脳内活動が行われるだけでなく、ミラーリングと呼ばれる作用によって、話し手とも同じような脳内活動が行われるのである。

脳は感情に溢れた出来事を体験すると、ドーパミンを放出して、それをより簡単かつ鮮明に記憶できるようにしている。事実を処理している時には、脳内のふたつの領域（ブローカ野とウェルニッケ野）が活性化しているが、上手に話が語られた時には、運動野、感覚野、前頭前野など他にも多くの領域を巻き込んでいる。

私自身がまずロールモデルとして自分の話を語ってみせる。そのあと、無条件の肯定的な関心とともに価値判断を加えずに聴く姿勢を示すことで、学生たちが自分について話しやすくなるように配慮する。

すると、彼らも精神的に参ってしまった体験、プライドをなくした体験を熱心に語ってくれるようになる。私たちは、そうした非常に厳しい時期には、誰もが授かっている謙虚さが現れるということについて考える。失敗をすると、人はより謙虚になる。そして、自分は自分が思うほど、賢いわけでも強いわけでもないことを知る。自分の人間らしさ、もろさ、誤りがちなこと、ヴァルネラビリティを理解する。大小さまざまな挫折に飲み込まれずになんとか乗り切った時には、挫折の体験から、自分にできること、できないことを学んでいる。

あるフットボール選手の物語

学生のなかには運動選手も大勢いる。彼らにとってヴァルネラビリティは、敵対する相手の中に見つけてつけこみたい弱点だ。しかし、躓《つまず》いたり、傷ついたり、挫折を味わった経験があるなら、ヴァルネラビリティとはどういうものかを簡単に理解し、そこからきわめて重要な人生の教訓を授かっている。

私の記憶に強く残っている物語のひとつは、あるアメリカンフットボール選手の話だ。彼はフィエスタボウルという大きな試合の、重大な局面において、大観衆の前でミスを犯し、ヴァルネラビリティについての厳しい教訓を得たのだが、これが彼を変容させる学習体験となった。その物語は全国放送で叫ばれた次のような言葉で始まる。

「今のキックはいけない！」

アナウンサーの呆れ声が全国に響きわたるなか、ジョーダン・ウィリアムソンの人生は劇的に変わることとなった。高校時代より大いに期待されたスター選手で、スタンフォード大学のエースキッカーとして大学アメフト界に君臨していたジョーダンだったが、その瞬間、突如として彼の評判は地に落ちることとなった。

残り時間がゼロへと迫るなか、彼のチームはフィールドゴールを決められる絶好の位置にまで陣地を進め、勝利を決めるために試合をジョーダンに預けることにした。自分の実力に大いなる自信を持つジョーダンは、成功のみを頭に思い描いてフィールドに走り出た。だがその後の彼の驚愕ぶりは、スタジアムにいた、そしてテレビで試合を観ていた誰もと同じぐらいひどいものだった。フックさせたボールがはるか左へと逸れたのだ。試合は延長戦に入り、勝利を決めるチャンスが再度訪れたが、またもやジョーダンはゴールを外した。そして結局、チームは敗北を喫することとなった。ロッカー室でジョーダンは手のつけようもないほど号泣した。

　この試合後に訪れたのは驚くべき出来事だった。ジョーダンにたいして、大量の同情とサポートが注がれたのだ。彼の両親は、自分たちは人の思いやりというものへの信頼を新たにしましたとさえコメントした。ジョーダンは大丈夫、大失敗から立ち直るだろうと誰もが思っていた。しかし、彼に優しく接した人ばかりだったわけではない。ヘイトメールが届くこともあり、お前は死ぬべきだ、そうすればスタンフォードが新しい選手を迎えられるなどと言う人もいた。苦痛を和らげるためにジョーダンはひどく酒を飲むようになり、授業に行くのをやめ、教授陣には頭痛や胃痛などの言い訳をしていた。

「何ヵ月も僕はふさぎこんで人前に出たくありませんでした。夜になると泣きながら眠りに落ちて、頭の中で例のキックを繰り返して、ただの悪夢であってほしいと願うことが何度もありました。心の傷を和らげたくてほとんど毎晩アルコールを飲んでいました。目が覚めなければいいと思っていました」

三年後、ジョーダンはこの暗い時期を振り返って一篇の詩を書いている。

かつては飲んでばかりいたが　痛みをやっつけることはできず
二度と正気に戻らない　僕はそう感じていた
残念なことに僕には　ヴァルネラビリティを癒やしにするとは考えないで
この世の檻から解放される　そんなことを望んでいた
わかりやすく言えば　文字通り　自分の人生を取り戻したかった
フィエスタボウルのあと　あと少しで　ナイフで自分を突き刺していた
ナイフは簡単じゃないだろう　だから銃でやることを考えた
でも僕にはお金がなく　結局それはできなかった
実際しばらく考えた　どうやったらここから抜け出せるのかと
一番いい方法は何か　どうやって取りかかるか
ご覧の通り僕はまだここにいる　頭をよぎる悪魔の声を聞かなかったから
かわりに聞いたのは　外にいる人たちの声だった
僕が今生きているのは　あれを乗り越えたからじゃない
実際にはまったくそれ以外のこと　これから僕が話そうとすることだ
僕が今生きているのは　自分に近い人々に何をすることになるかを知ったから

母は遠くにいながら泣いている　二度と僕に会えなくなったらどうなることか
母の友だちが話してくれた　僕が息子である幸せを母がいかに感じているか
そんなふうに思わなくなってたろう　悪魔の囁《ささや》きがもし勝っていたら
母の目に見る喜びが　十分すぎる肯定だ
何があっても母の創造物を　僕が壊すことはないだろう

死と向き合っていた彼が生きる目的を悟ったことで、ジョーダンはもう一度人生を歩み始める勇気を手にすることができた。「どん底をうった」瞬間は、彼が現実に降り立った瞬間でもあった。両足が地面に着き、そのために歩き出せたのだ。彼は突然、フィエスタボウルの時の自分の帽子をかぶって外出したいという衝動を感じた。その帽子こそ彼の失敗の象徴たるもので、だからこそ隠し通すことができないものだったからだ。

「僕は隠れるのをやめ、過去の事実を認めることにしました。どこに行く時でもたいていフィエスタボウルの帽子をかぶることでこれを実行したのです。僕の傷跡を見せ、僕が現実を受け入れていると皆に知ってもらいました。僕がヴァルネラビリティを見せたことで、社会は否定的態度をおおかた葬ってくれたようでした。痛みはまだありましたが、ずっと薄れていました。過ちも犯せば惨めな失敗もすることがある人間として自分を受け入れたことを、自分自身にも周りにも見せることにしたのです。これが僕の治癒の始まりでした」

一年ほどして、ジョーダンがもう一度試される大きな機会が訪れた。その年の最大の試合にて、スタンフォード大学とオレゴン大学が同点、残り時間はわずかとなっていた。勝利を手にするため、またもやジョーダンが送り出された。今度こそ彼は見事なキックを決めてみせ、祝賀会は喜びに満ちたものとなった。苦しみのどん底を乗り越えたからこそ、これほどの喜びを味わえるのだとジョーダンは感じている。また彼は、自分は成功によって癒やされたのではないと思っている。それは単にケーキの上に載せられた飾りにすぎないのだと。

自己と他者についてのそれまでとは異なる認識と理解を持って、果敢に動き出す勇気をジョーダンに与えたのは、自分の弱さをありのまま受け入れたことだった。彼の人生を豊かにしたのは、人生の苦悶に意味を見いだしたことだった。自分がこの苦しみのおかげで人間としてどれほど成長したか、そしてそれは成功だけを経験していては手に入れられなかった成長だということを、ジョーダンは知っている。

新たに知った謙虚さを恩恵として捉えているからこそ、ジョーダンは周りの人とこの物語を分かち合おうという気になった。授業での彼のオープンさが、自分の弱さと関係した話をするよう他の学生を促すことになり、クラス内につながりとコミュニティが築かれていった。苦しみを体験した結果、彼の内にはそれぞれの痛みに苦しむ仲間への新しい思いやりが芽生えていた。ジョーダンは人々が人生の苦悶を少しでも楽に、それほど痛みを感じずに受け入れられるように、そしてできるならそれを恩恵として見ることさえできるように、自分の体験を使いたいと願っている。
「僕が受けた痛みがなかったら、これほどまでの幸福感を味わうことはなかったでしょう。ひどい結果を我慢しなければならなかったチームメートやファンには申し訳ないけれど、僕にとってこの体験は僕自身をすっかり変えるものでした。うぬぼれて傲慢になるばかりの、自分で望まない自分から変わる手助けをしてくれたのです。僕の苦い体験は、僕が大いに必要としていた人間らしさというものを教えてくれました。結局、ヴァルネラビリティを自分の一部として受け入れたことが僕の回復につながりましたし、これから先の人生に向けて僕を鍛えてくれました」

ジョーダンは苦しみとその後の喜びを体験することによって、得がたい真実を発見した。彼が手にした大いなる喜びはその前に感じていた痛みと無関係ではないということだ。ヴァルネラビリティを体験することで、幸福、親切心、思いやり、親密さなどが宿るその場所に辿り着くことができたのである。私たちの喜びは自分に感じることができる悲しみ以上の深さになることはない。私たちの思いやりの心は痛みを感じる能力とつながっている。

詩人ハリール・ジブラーンはこう書いている。

「喜びに満ちている時には心の奥を覗いてみなさい。あなたに悲しみを与えてきたものだけが、今あなたに喜びを与えていると知るでしょう」(Kahlil Gibran『The Prophet』)

ジョーダンのこの感動的な話は、弱さと勇気とのつながりを語ったものだ。ヴァルネラビリティを弱点とみなし、弱さを見せないように、感情的すぎると思われないようにと自分を守りながら暮らしている人は多い。感情を抑えることができない人を見ると軽蔑を感じることさえあるかもしれない。

弱さを避けようとするのは人間の性質である。弱い気持ちが顔を出すと私たちの神経系が警告を受け取るのである。失望、悲しみ、恐怖、無力感などを感じた時には、もっと心地よい心の安定を取り戻そうとする反応が引き起こされる。そして、状況を変えて、思い通りにし、私たちに警告を発する失望や恐怖といった感情を避けようとする。それがうまくいかない時に、私たちは他人にあたったり、攻撃的になったりする。不安な弱い気持ちから逃れるために食べたり、飲んだり、買い物をしたり、テレビを見たり、セックスによって自分の感情を麻痺させてしまうのもおそらくよくあるケースだ。

現実を回避して引きこもるのは短期的には傷つかずにすむ方法かもしれない。だが少々孤独で、かぎられた生活を送ることになりがちである。意識を引き締め、筋肉を硬くし、世間から引き下がってしまうと、その分呼吸する余地が減る。心を開くことには危険を伴う——自分を危うくし得る状況に進んで身を置くことになるのだから——しかし、本物の満足を得るにはそれが唯一の方法なのだ。自分にそうした遮断しがちな傾向があると気づいたら、そうした本能的反応に従うよりも、マインドフルになって、つながりを維持するという別の方法を選択する可能性を探り始めるのがよいだろう。

人生から引き下がるよりも、ヴァルネラビリティの背後にある勇気と果敢さを受け入れて、評価できねばならない。それこそが、あらゆる感情、あらゆる気持ちの核をなすのだから。

人生に目的と意味を与えているのは私たちの感情だ。感情が私たちの生き方、愛し方、働き方に非常に深い影響を与えている。弱さと向き合うのは難しいことだが、弱さこそが私たちが心底求めている感情や経験を育むゆりかごであり、より深くて有意義なスピリチュアルライフの源なのである。

心理学者のブレネー・ブラウンは私たちに思い出させる。

「ヴァルネラビリティは愛情、所属、喜び、勇気、創造性の生まれる場所です。希望、共感、責任、真正さの源なのです。目的をさらに明確にしたいなら、あるいはもっと意味と深みのあるスピリチュアルライフを望むのなら、ヴァルネラビリティこそがそれに通じる道でしょう」
(youtube.com)

不確かさ、あいまいさ、複雑さ、リスクを迎え入れ、自分の弱さを認識し受け入れる方法を学ぶことが、弱さを勇気へと変容させる鍵ということだ。マインドフルになってペースを落として呼吸することができれば、自分が何をなぜ感じているのかがもっとわかるようになり、自分らしさや自分の信念を反映する選択ができるようになる。

謙虚さが自分を成長させる

子どもの時に父が何度も話してくれた、アインシュタインと少女の話を通して、私はビギナーズマインドについて知った。少女は数学の宿題に絶望して、アインシュタインの助けを求める。すると、彼の返事はこうだ。「君の数学の問題など心配する必要はないよ。私の数学の問題のほうが間違いなくもっとたいへんなんだから」（Lynne Barasch『Ask Albert Einstein』）。私にとってこの話は、知れば知るほどさらに学ぶことがあると気づく、学習者の謙虚さを示すように感じられる。

ビギナーズマインドの特徴は謙虚さにある。しかし、禅師に教えを乞いながら自分にはすでに知識があると思って聞こうとしない学者のように、スタンフォードの学生の多くも話すのは得意だが聞くのは苦手だ。主張し、自分を高性能製品として売り込むことにおいては、彼らはもうすでに大家である。非常に高い知能を誇り、アカデミックな能力の高さを称えられてきた学生たちだ。成績のために全力を注ぎ、安全で予測可能なものを欲している。

一方で素晴らしい人生を送るために、本当に知りたいと思っていることを学校で学ぶ可能性については、冷笑的だ。

私は最初から授業にたいして彼らが抱く想定を粉砕することで、人生にとって本当に大切な何かを学ぶ可能性に心を開くように訴えかける。何かを当たり前と考えるのをやめて、疑い、自分が知っていることは間違っているかもしれないと認めるように促す。確実さやコントロールを必要とするのをやめるようにと言う。そして、自分にたいして正直で、自分の弱さを知り、辛くてもそれを受け入れることを望む。いかに多くのことを知らずにいるかを知り、謙虚さの持つ大いなる力について気づいてほしいと伝える。

クラスの焦点は次第に長所についての自己認識へと移るが、最初はヴァルネラビリティと謙虚さを伸ばすために、自分の弱点に気づくことを強調している。こうすると、自分の頭の良さをひけらかし、自分の優秀さを披露したいという彼らにお決まりの欲求を簡単に捨てさせることができるので、誰かと比較するようなことがなくなる。何かにおいて自分より優れているクラスメートがいたとしても、自分のほうが上だと証明したいなどと思わないで、それを受け入れている。これが互いのつながりを生み、創造への活力や、新しい取り組みへのオープンさを彼らに与えている。

学ぶことや無邪気な質問をするのをいとわないのが「初心」なので、この謙虚さは学びや自己刷新につながっている。私が課題を与えると、自分には知識がないと考える謙虚な学生のほうが、すでに答えを知っていると考える学生よりも勉強し、効率よくこなす。実際にそれを裏付ける調査もある。謙虚な学生ほど熱心に取り組み、より十分な事前準備をするのである。

自己本位さやエゴにかられた自分にバランスを与えてくれるのが謙虚さだ。謙虚さがあれば、私たちは他のみんなと同じなのだと理解できる。自分も他人の存在を必要としている、不完全な世界の不完全な存在なのだ。限られた命を与えられた大勢の人間のなかの、ひとつの限られた存在にすぎない。自分が誰かより優れていることを証明する必要などない。誰もがそれぞれ欲求、現実、希望、ドラマとともに存在しているのだ。

謙虚さは他の人々との関わり方にも影響を及ぼす。何ひとつ学ぶものはないと決めつけて誰かを見たりすれば、その人を本当に見て話を聴くことから自分を閉ざすことになる。逆に謙虚であれば、自分の人生を豊かにしてくれるような経験、感情、考え、夢、理想を持つ人が周りに溢れていることに気づくだろう。自分に尋ねてみる勇気を持ちさえすればよい。「この人からはどんなことが学べるだろう」と。

完璧でなくてはいけないという思いは、私たちを用心深くして制限してしまいがちだ。謙虚さは、「完璧」欲求への解毒剤にもなり、完璧さは罠で、ただベストを尽くして「そこそこ」で満足していても、十分よく暮らしていけることを思い出させてくれる。「まずまず」であることで、ずっと多くのことを成し遂げることができるようにもなる。

日本の美学にある「わび・さび」という概念は謙虚さのひとつの在り方である。それは平凡な自然の物が持つ「欠陥のある美」にマインドフルに注意を払い、それを評価することである。不完全で、非永久的、未完成で、地味で控えめ、そうした物が持つ超越的な美の真実にたいする直感的眼識ともいえよう。この世に永遠なるものはない、完成されたものはない、完全なるものはないという三つの単純な現実を認めることで、真正なるすべてのものを大切にする考えなのである。

私たちを取り囲むすべてが謙虚さを高める機会となる。夜中に星を眺めて、無限に広がる宇宙との関係において自分が何者かを思い出すのもよい。宇宙の中では小さな塵《ちり》にすぎないこの惑星の、数十億の人間のうちのひとりにすぎない。どの命も膨大な時の流れにおいては一瞬のものだ。謙虚であれば星たちの下に自分の場所を見つけることができるだろう。

私は「マスタリー（支配・精通）とミステリー（不思議）」と呼んでいる話を通して、私のキャリアについての謙虚さに関連した個人的経験を学生に語っている。

これは私が社会科学者からストーリーテラーへと変わっていった過程を述べたものだ。キャリアの早い段階で、私は実証主義的な科学の主張に幻滅を感じるようになった。心理学という私の専門分野においては、普遍的心理だと主張されるものが、ある特定の研究をベースとした、ある特定の時代の、特定集団の人々についての限られた知識にすぎないと気づいたのである。

ハーバード大学の院生だった時には、そこかしこで人々が私たちの知識にギャップを見いだし、女性、民族的マイノリティ、先住民、西洋人以外の人々、スピリチュアルな人々、正規教育を受けていない人々などが持つ知識を無視していることを指摘していた。

私は専門分野である異文化心理学とカウンセリングにおけるアプローチを、「文化的コンピテンス」から「文化的謙虚さ」へと移していった。

私が臨床心理士になるトレーニングを受けている時に教わったのが文化的コンピテンスだった。これは今では事実上、アメリカのすべての健康に関わる専門教育課程の一部となっている。それらのプログラムは、医療関係者が、文化的背景がますます多様化していく患者に、より効果的に対応できるようにするためのものだ。

だが私の経験では、文化的コンピテンシー運動は、文化的差異への気づきを浸透させようと意気込むあまり、文化の重要な特性を見落としがちである。文化を多様で流動的な存在・行動様式としてではなく、一般化されステレオタイプ化した特性のかたまりとして捉える誤ったコンピテンスを促進しかねないのだ。医療関係者との仕事で私が用いるのは、絶えず内省を行うことで、患者にたいし謙虚であり続けるよう求めるというものである。

この文化的謙虚さというアプローチは、エキスパートらしく振る舞わねばと思うよりも、文化的差異について知ろうという姿勢を身につけることで、患者へのケアを高めることを奨励するものだ。医師たちには患者との面会に自分が持ち込んでいる信念体系と文化的価値があることに気づいてもらう。すると彼らに謙虚な姿勢が生まれ、患者の信念体系の理解が治療に欠かせないと認識するようになり、患者へのケアが向上していく。

訓練によって医師たちは患者の目から世の中を見ることができるようになり、今度はそれが気づきや共感を高める機会を医師に与える。文化的謙虚さを医療関係者に指導する際には、自己認識、対人感受性、さらには心を開いて患者から学ぼうとする姿勢を養うことを特に強調する必要がある。

文化的謙虚さのトレーニングに私が使用する簡単なモデルはこういうものだ。

① 自分自身の世界観についてよく考える
② 他者の世界観についてよく考える
③ これらの世界観のあいだでバランスをとる

最初のステップでは、世の中や、自分の価値観・想定・振る舞い方を自分がどう捉えているかを認識する。このためには、マインドフルな内省、ヴァルネラビリティ、謙虚さが必要となる。

二番目のステップでは、相手の価値観、想定、振る舞い方、さらにはそれらが自分のものと比べてどう似ており、どう違っているかを知ろうとする。そのためには、傾聴を行って物事を相手の目から眺めることで、相手の経験した現実を理解しはじめ、価値判断を差し挟まずにその経験が自分に話しかけるようにさせる。

三番目のステップは、異なる世界観が集まったことから生じている事態にバランス、あるいは意味を与えることだ。多様な文化背景を持つ人々が共に働き、自分の文化的想定だけでなく、同一組織に属する他の人々の文化的想定も理解できなくてはいけないような多文化的状況では、複数の世界観にバランスを見つけるのはさらに複雑な作業となる。

このアプローチが求めるのは、さまざまな文化についての一般概念を知ることではなく、内省であり自己理解である。ある集団に関する一般化された知識は便利であっても、実際に個人と向き合う際の有用性には限界があると認めるためにも、謙虚な姿勢が必要とされる。私たちは現実に会って話を聞くような場面で、ステレオタイプに邪魔されてはいけない。

この文化的謙虚さのモデルは、多文化に対応するグローバルスキルを磨こうとする他の分野にも適用できるだろう。学生たちは、失敗の重要性を活動を通して学び、過ちを受け入れて直せるようになっている。教育にヴァルネラビリティの体験への感謝を取り入れることで、多くの職業の人々が、新しい学習の機会へオープンになることを支援できるのである。

ＶＵＣＡワールド

二〇〇四年、アメリカ海兵隊から私に電話がかかってきた。日本駐在スタッフのために文化トレーニングをしてくれないかという依頼だった。私は躊躇《ちゅうちょ》した。ベトナム戦争の最中に成人になりながら兵役には服さず、生涯を通してアメリカの主要な戦争への反対を表明してきたからだ。しかし、彼らの要求に好奇心をそそられた私は、彼らが日本人を理解して一緒に働けるよう手伝ってもらいたいだけだとの説明に説き伏せられて、米軍のために働き始めた。そこにいるアメリカ人と、基地で毎日一緒に働いている数千人の日本人の間の境界をなくすためだった。私は日本文化もアメリカ文化もよく知っていたが、軍隊文化というのは未知の領域だったので、まずはそれについて調べてみることにした。

するとカレッジ・オブ・ウォー（戦争大学）の図書館で見つけたある文書は、軍事戦略をはるかに超えた含蓄と適用性を持つ、実に魅力的なものだった。

そこで述べられていたのは冷戦後の、もはや二極対立ではなくグローバルな舞台で展開される、多数の国が関与する世界だった。非国家的市民軍や、その他の緩く組織化され、時にはほとんど「ヴァーチャル」であるような敵など非対称的な相手からの攻撃の増加に対応するために、これまでにない考え方が必要とされている。軍は時には見えない敵によって即席で用意された武器や戦術に素早く適応する必要がある。テクノロジーが可能にした矛盾することも多い戦場情報の増大に、素早く、効果的かつ効率的に対処しなくてはならない。軍は誰が「敵の戦闘員」で誰が「害のない民間人」であるかのあいまいさが増えるという問題も解決しなくてはならない……。

これは軍事戦略に関する文書だったが、私たちがイメージする現在の世界とそれが抱えている問題に、ぴったり一致している。私たちはスピード、分析、対処せねばならないような不確実性の排除を必要とした「問題の世界」から、忍耐、理解、不確実さをもって取り組むことが必要な「ジレンマの世界」へ移行しつつある。この新しい世界が必要としているのは、謙虚さと新たなアプローチなのだ。

この新しい世界はＶＵＣＡ《ブーカ》ワールドと言われているが、これは次の頭文字をとったものだ。

Volatility（変動性）
Uncertainty（不確実性）
Complexity（複雑性）
Ambiguity（あいまい性）

ＶＵＣＡワールドとは、軍隊にとってだけでなく、私たちの誰にとっても変動しやすく、不確実で、複雑で、あいまいな世界だ。もちろん、その影響はビジネス界やリーダーシップ育成にも及んでいる。

世界が複雑さと混乱を増した現在、人間の潜在性や神経科学についての研究が、そこで指揮をとるリーダーに役立つようなマインドセットと手腕とを発達させる実用的方法を次々に解明している。これらの研究が示しているのは、ＶＵＣＡワールドで指揮をとるのに重要な要素のなかに知識、マインドフルネス、新しい方法で行動する能力が含まれているということだ。

私は同じＶＵＣＡの頭文字を使い、ＶＵＣＡワールドのリーダーとなるための、グローバルスキルの向上をベースとしたリーダーシッププログラムを開発してきた。

Vulnerability（ヴァルネラビリティ、弱さ）
Understanding（理解）
Connectedness（つながり、絆）
Adaptability（順応性）

Vulnerability（ヴァルネラビリティ、弱さ）

リーダーは、変動する世界では、管理・支配権の一部と、科学技術で最終的な答えや解決が見つけられるとする実証主義的信念を捨てる必要がある。安心を与えてくれる自らの世界観を捨てて自分の弱さを受け入れられれば、異なる文化の世界観にオープンになることができる。また、文化的謙虚さは、過った行動をしてしまうこともある自分を受け入れ、人から学んだり、直感を信じたりするのを可能にしてくれる。優れたリーダーとは、自分の弱さを理解し、自分がつねに正しいことを求めず、微細管理をやめて権限を他の有能な誰かに委託できるのである。

Understanding（理解）

不確実性にかわるのが理解、あえて「足を止めて、見て、聴く」能力である。不確かな状況でリーダーに必要なのは、真新しい視点をつねに獲得し、解決策について柔軟であり続けることだ。私たちは他者の世界観を理解しながら自己の世界観を理解することで、混沌とした状況を整理し、把握できるようになる。状況が複雑なら、リーダーは必ず他の人々と協力するようにし、永久的な解決策を探すことはやめるべきである。完璧でありたいという欲求に抗し、「まずまず」で満足できる必要がある。

Connectedness（つながり、絆）

一見、異質に思われる部分や物事につながり、共通要素、類似性を見いだすなら、複雑さは克服できる。こうしたつながりによる学びは、相手の立場を理解して、感情移入するための傾聴を行うことをベースとしている。相手に敬意を払い、先入観や固定観念を持たないで相手をはっきりと見るようにすると、そこにはつながりが築かれる。良さを見いだそうと取り組むなら、人々や状況にポジティブな面や性質を発見して、それをさらに伸ばすように働きかけることが可能となる。

Adaptability（順応性）

リーダーのこの能力は、あいまいな状況に反応して、人や組織の垣根を越えて明確で力強いコミュニケーションをとり、解決策の実行に素早く取りかかるというものである。不明瞭な何かに出会った時、リーダーはよく話を聴いてネットワークを構築し、誰かひとりの優れた能力よりも多数の洞察を取り込むようにしなくてはならない。そのためには、あいまいな状況でも落ち着いていられること、箱の外に出て考えられること、それから柔軟性が求められる。

他の人々のヴァルネラビリティを受け入れる

自分以外の誰かの人生に大きな影響を与える方法のひとつが、その弱さを受け入れることである。親の役割として、子どもたちが人の心には克服できない弱さがあると学ぶのを私たちは助けることができる。

現代の文化はヴァルネラビリティを短所として、つねに強くあれ、けっして戦いをあきらめてはならないと教えるが、親なら子どもたちに別のメッセージを送ってもよい。愛情に溢れた親子の絆によって、成熟していくなかで受容こそが重要な能力となると教えることができるのである。次に述べる私の子ども時代についての話は、私にとって忘れがたいものであり、今日にいたるまで親であり教師である私を助けてくれている。

サマーキャンプといえば果てしない楽しみが待っているもの、そう私は思っていた。二人の親友が行くというので、一緒に行きたくてたまらなかった私は、父に年齢を偽って参加できるようにしてくれと頼んだ。私は七歳だったが、八歳でなければ参加できなかったのだ。私の大胆さを気に入った父が申込書に誕生日を変えて書いてくれたので、私は二週間の宿泊キャンプに行けることとなった。

だが、実際のキャンプは必ずしも思い描いた通りではなかった。それは裕福な子ども向けのキャンプではなくボーイズ・クラブのキャンプで、市の全域から集まった荒っぽい子どもでいっぱいだった。脅えた私は気づかれないようにしていたが、参加していた唯一のアジア系の子どもだったので、どこに行くにも目立ってしまった。

私がそばを通ると子どもたちは囁き合ったり、遠くから「よう、ジャップ」とか「チャイナマン！」と叫んだ。みんなが笑ったり中国語を話す真似をしていた。どうしたらよいか私にはわからなかった。相手は多すぎたし、ケンカするにも体が大きすぎた。そこで何も聞こえないふりをしていると、近づいてきて脅かすような子どもはいなかった。私も年のわりに大きかったし、あいつはカラテを知っているからケンカするなと彼らが冗談を言うのが聞こえてきた。

彼らがケンカを望んではいなかったとしても、やっぱり私は怖かった。ギャング集団が揃って力で圧倒し、殴りかかってくるのではないかと不安だった。暴力の気配をひどく恐れて、彼らの顔つきや言葉にある嫌悪を感じて恐怖でいっぱいだった。また、私のことを知りもしないのに、なぜこうも毛嫌いするのかが理解できなかった。

さらに悪いことに、私が暴力を避けていたにもかかわらず、友人たちはそうはいかなかった。ジョウイは九歳でもう髭《ひげ》を剃っていたのだが、ショーンがその毛深さをからかうと、ジョウイは彼を追いかけ、剃刀《かみそり》を握っていることも忘れ彼に向かって手を振り回した。首から血が噴き出るのを見てショーンが叫び声をあげた。ジョウイのほうは手がつけられないほど大声を張り上げると謝り始めた。

結局、二人とも家に送り返されることとなり、あとには私ひとりが残された。年長の子どもを対象とした泊まりがけのキャンプに参加したいと言った私の大胆さはすっかり消え失せ、友だちなしではじめて家を離れて過ごさなくてはならないことに脅えた。ホームシックの私は、毎晩、暗いキャビンのベッドの中で、母と父と姉たちと家にいるんだったらいいのにと願った。

一週間が経つと両親の訪問が許された。私に会いに来た母と父は「キャンプはどうか」と尋ねた。「まあまあだよ」と私は嘘をついた。強いところを見せたかったからなのだが、どういうわけか自分の辛さをそれ以上隠せなくなり、私はしくしく泣き始めた。うつむくと小さな体を震わせながら、すすり上げ始めた。それまで父の前で泣いたことは一度もなかった。父が泣いたことは一度もなかったし、私もそうしていた。ひとり息子として、父が私に強くなってほしいと思っていることは知っていたので、弱い意気地なしと思われたくなかったのだ。しかし、父は腕を私に回すと、彼の広い胸に抱きしめた。そこで私はすべて打ち明けることにした。

私は多くは説明せず、ただ、子どもたちが私をいろいろな名前で呼んでいることや友だちが帰ってしまったことを話した。父は優しく言った。「いいんだよ、スティーブ、家に帰ろう。ここに残る必要はないよ」

しかし、おかしなことだが、父がそう言ったとたんに突然家に帰りたい気持ちが消えていった。落ち着きを取り戻し、涙をぬぐってしまうと、そこに残ると私は伝えた。両親は私の気持ちが変わるかもしれないと、その午後はしばらくとどまってくれたが、私の決心が揺らがないと見て、最後の一週間そこに私を残して彼らだけで帰って行った。

キャンプについて他のことはたいして覚えていない。しかし、これらの出来事について私はけっして忘れることがなかった。今では、あの日、父が私に大きな贈り物をくれたということがよくわかる。私が大冒険に失敗したことでがっかりしたに違いないが、父はそれを表に出さなかった。私を傷ついてひ弱なままにさせてくれた。弱さとともに私を受け入れてくれたのだ。泣くのを許し、私を慰めてくれた。そして、それが私に続ける勇気をくれたのだ。自分の人生を振り返って、父の優しい思いやりには永遠に感謝している。私自身が父親となり、二人の息子を授かった時には、父がどう私に接してくれたかを思い出し、息子たちの弱さを受け入れるなら彼らも勇気を見つけることができると信じてきた。

親として私たちの仕事のひとつは子どものヴァルネラビリティを受け入れてやることだろうと思う。そうすれば彼らも弱い感情を受け入れることができ、厳しい経験を耐え抜くことができるだろう。子どもたちの涙を前にしても焦ることなく、彼らが泣かねばならないなら泣かせてやるのが大切だ。それが本当の意味で充実した人生につながると信じるから、私は若者たちにヴァルネラビリティを自分に許し、受け入れる術を学ぶ方法を教えている。彼らは、辛く痛々しい思いは乗り越えられるものだと知って、自分にはＶＵＣＡワールドを生き延びて繁栄する能力があると信じて生きていく必要があるのだ。

エクササイズ2

1　自分の弱点について考え、書き出してみましょう。

2　目を閉じて、三回深呼吸をしましょう。その時、息を鼻から吸い込み、口からゆっくりと吐くようにします。

3　自分にこう言いましょう。「私はこのままで大丈夫、私は完璧でなくても大丈夫」

4　目を開いて、最初に書いたリストのそれぞれを受け入れられるようになっている自分に気づくようにしましょう。

第3章　本当の自分（Authenticity）

ラビ・ズーシャは亡くなる前にこう言った。「来るべき世界で彼らが私に『なぜお前はモーセのようでなかったか』と問うことはない。『なぜお前はズーシャではなかったのか』と尋ねるであろう」（monasteriesoftheheart.orgより）

あなたは誰か

最初のクラスで、私は学生たちに一見単純だが複雑な質問をしている。それは「あなたは誰ですか」という質問だ。そして意見が出やすいように、『Anger Management（邦題：N.Y.式ハッピー・セラピー）』という人気のコメディ映画の一場面を見せる。怒りの抑制を学ぼうとするセラピーグループの中で以下の会話が行われるシーンだ。ファシリテイターは新しくメンバーとなった男に、一見簡単そうな、こんな質問を投げかける。

「それじゃあデイヴ、話してくれ。君は誰だね」

デイヴは答える。「僕は大手ペット製品会社の課長代理で……」

ファシリテイターは話を遮《さえぎ》る。「何をしているかを聞いているんじゃないんだ。君が何者かを話してくれ」

デイヴは言う。「あぁ、では、僕は少々テニスをするのが好きで……」

ファシリテイターが再び彼を止める。「君の趣味じゃないんだよ、デイヴ。私が知りたいのは、君が誰かってことさ」

窮地に立たされた様子のデイヴ。「わかりません。質問に答えようとしてるんだけど、どうやったらいいかわからないんです。よかったら良い答え方の例をもらえませんか」と言うと、グループの他のメンバーを向いて尋ねる。「君はなんと答えたんだい？」

ファシリテイターはあざ笑う。「君はジョーに、君が誰なのかを教えてもらおうっていうのかい」

すると、皆が笑う。

デイヴは目に見えて動揺する。「いえ、僕はその……のんびりしたいいやつで、時には冷静さを失うこともあるかもしれないけど」

だが、ファシリテイターはまたもや彼を遮る。「デイヴ、君がしているのは君の性格の説明だ。私が知りたいのは、君が誰かということなんだよ」

ついにデイヴは怒りを抑えきれなくなって感情を爆発させる。「あんたが何を言わせたいのかわからないんだよ！」

この場面は、「あなたは誰か」という単純な質問の奥深さを示す素晴らしい例だろう。私たちは自分の所属、特に学校や会社といった外的な識別要素に頼りがちだ。あるいは活動や趣味など、自分がしていることを引き合いに出すかもしれない。性格について話すことで自分が誰かを伝えようとするかもしれない。このいずれもが私たちが何者かを説明するのに役立つことは間違いないが、本当に自分が何者であるかを伝えきるには十分ではないこともあるだろう。「オーセンティシティ（Authenticity：本当の自分）」とは私たちという存在の全体像をいう。人生における過去と現在の状況で私たちが何をするかなのである。

学生にはこの質問をよく考えて、自分が何者かを表す一〇の単語を書くように指示をしている。それから三〜四人程度の小さいグループで結果を話し合うのだが、実にさまざまな回答が返ってくる。好きな活動など、自分のしていることに焦点を置く者もいる。「息子」「兄」というように家族の一部として自分を言い表す者もいる。自分を「人間」と呼んだり、性別で特定する者もいる。そして、シャイである、おもしろいなどの個人的特質を用いる者も。

もっとも顕著なのは、学校や身分というよく使われる識別を誰も用いないことだ。自分が何者かを深く誠実に考えようとしていることの表れだろう。そして多くの学生がこの練習は難しかった、これまでとは違う角度から自分が何者かを発見できるよう自分について考えさせられた、とコメントしている。

また最初の授業では、学生たちに自分が誰であるかを説明するのに適した物をひとつ持ってきてもらうようにしている。言葉では説明が難しいところを、物で補ってもらうのである。授業中、一人ひとりが、自分が持ってきた物を見せながらその意味を説明し、自分が誰であるか表現しようとする。持ち込まれる物はびっくりするほど多様で、自分というものを深く追求するなかで彼らが用いた想像力と独創性を見せつけられる。

自己の追求というテーマをより広い視野から考えてもらえるように、このような警告をすることもある。君らが何者であるか自分でわからないなら、誰かが君が何者かを決めてしまうかもしれない。だから自分でわかっていなくてはいけない。私たちは他の誰も知り得ない何かを自分について知っているのだから、その誰かの考えは必ず間違っている。もちろん、自分で気づかない部分が周りに見えているということもあるが、いつだって自分だけに聞こえる、自分は何者であるかを告げる心の中の声があるはずだ。偽りのない、本当の自己を発見することこそが君たちの課題だ。自己認識をますます高め、自分の強みや限界を踏まえた人生の目的を見つける旅を、やめてはいけないと伝えている。

これらの授業で私たちがしようとしているのは、感情知能の基礎をなす、自己認識の発掘である。心に浮かぶ自分の気分や思いに気づくことができれば、その気分を自分がどう考えるかを知ることにもなる。ソクラテスが「汝自らを知れ」と述べたように、自己認識を重要とみなすのは古代の智慧である。

自らの情動への気づきと、それを変えようとする行動はたいてい同時に起こるので、自分の感情にマインドフルであれば、感情をうまくコントロールする助けになる。つまり、自己の理解と自己の管理は相互に関係し合っているのだ。自己管理もやはり感情知能のひとつである。

ある侍の話を学生にすることもある。ある侍が極楽と地獄について説明してみるようにと、禅僧に挑んだという話である。しかし、それにたいしてこの禅僧は蔑《さげす》むようにこう答えた。「お前はまったくの愚か者だ。お前のような者に時間をムダにすることはできぬ！」

激怒した侍は、鞘《さや》から刀を抜くとこう怒鳴った。「無礼者、死にたいか！」

すると禅僧は穏やかに答えた。「それが地獄です」

侍は自分を捉えた激しい怒りの指摘のなかに、真実を見て驚いた。気持ちが静まって刀を鞘に納めると、侍はお辞儀をして、新たな洞察にたいする礼を言った。

「そして、それこそが」と禅僧は言った。「極楽です」

自分が興奮状態にあると瞬時に悟った侍の姿は、感情に囚われることと、感情に押し流されている自分に気づくことはまったく別であることを示している。自分が感情的になっていると気づいたために、彼は自分の行動を抑制することができた。このように、自己認識の高まりは、直接、自己管理につながるのである。

人生の目的を見つける

私は若い頃、自己認識の熱心な探求者だった。それは私にとっては懸命にマインドフルネスの実践をすることだった。マインドフルネスの実践は、私が自分の内側から得られる知識とつながる明瞭な瞬間を増やしてくれた。そして、自分の内側の知に耳を傾け、それに従う勇気を持つと、それは人生を大いに豊かにする行動へと私を導いてくれた。

若い頃のある重要な時期に私が受け取っていたメッセージは、「穏やかな気持ちで故郷に帰りなさい」というものだった。私にとってこれは日本のルーツへと戻ることを意味した。今ではそれがオーセンティシティ、つまり「本当の私」を見つける方法だったと理解している。当時の私は、そうすることでより大きな自己認識へとつながる何かを見つけられるだろうと察知した。実際、それは強烈な自己発見の旅となり、新たな人生を作り出す原動力をそこから授かることとなった。

私は一年ほど祖母と愛媛県の松山市で暮らし、ビギナーズマインドを持って日本語、日本文化、日本の暮らし方、在り方を学んだ。そうして私が気づいたのは、こういう日本風のやり方がすでに自分の一部として備わっていたことだった。それが本当の自分であり、こうした暮らしは自分にとって自然で、無理のないものだということだった。

一一一歳まで生きた私の祖母は、生命力に満ちあふれた女性だった。祖母といると私もそれをいくらか吸収して、勇気ある行動に出る力が湧いた。祖母によって私は、自己認識こそあらゆるライフスキルの基であると確信していった。自己認識は自己管理に通じるものなので、まず自分の感情がコントロールしやすくなった。さらに、それは社会的認識を高め、人々を理解することを助けた。すると、今度はそのおかげで、社会的側面を管理する力や人間関係も改善された。

祖母はまた、人生には目的があり、祖先から受け継いだものが私にはあり、彼らは私のそばで付き添ってくれているのだという確信を私に与えた。私には祖先、自分自身、そして世の中にたいして責任があったのである。私の目的を実現するのが私の仕事なのだ。

人生には目的があると信じたことによって、私は途方もないパワーを授かった。自己認識が大切なのは自分だけではなく、他の人々のためでもあったのだ。私の行動は私自身の幸福や成功のためだけではなく、むしろより大きな善のためにあるという感覚は、心を沸き立たせた。こうして自意識や恐れを乗り越えた私は、自分はけっしてひとりではなく多くの人々、おそらくなんらかの偉大な霊的な力によって支えられているという安心とともに、世の中へと乗り出すことができた。その後、日本で得たこの力を持ったまま、私は祖父母の家を離れ、自分の目的の実現を目指してハーバード大学に入学した。

私の人生には目的があるという考えをさらに強固なものにしたのが、アルベルト・アインシユタインのメッセージだ。

「奇妙なのは私たち大勢の人間だ！　その誰もがこの世でつかの間の時を過ごし、その目的については、時には感じとったと考えるが、知る者はいない」(Albert Einstein『The World as I see it』)

人間は自分の目的を知らないとアインシュタインは主張しているが、人間には自分で感じとることがあるかもしれない目的があるという考えは、私の心を揺さぶった。自分にすべきことは、自分の目的が見えそうになっていると感じる瞬間にたいしてマインドフルであることだ。そういう瞬間に注意深く耳を傾けて聴き、勇気をおこして行動するのは容易ではないが、そうすることで私たちは唯一無二の自己、オーセンティシティを受け入れられるのである。

二〇代の頃の私が影響を受けたのが、神に捧げた人生をつづったトマス・マートンの著書『The Seven Storey Mountain（邦題：七重《ななえ》の山）』だった。自分の目的だと知ったものをマインドフルに発見し、それに身を委ねることを伝えていると思った私は、もし自分の目的を探すことに専心するなら、私も自分がすべきことがわかるようになると信じた。そして、なんとなく生きるのではなく、大いなる力とともに私自身の人生、アイデンティティ、運命の創造に取り組みながら、この旅を続けようと決めたのである。

オーセンティシティという言葉が一般に使われるようになったのは比較的最近のことだ。その起源はギリシア語のauthentikosに辿ることができ、作者、創造者（author)、権威

（authority）、原型（original）、最初のもの（primary）などを意味する。つまり、オーセンティック（authentic）であるとは、私たちが己の人生の創造者かつ権威であるということで、自分の中の真実、「本当の私」を引き出すという意味なのである。

オーセンティックである時、私たちは自分の真実を外に表し、その姿はうわべだけではなく本物で、自分を偽ったり見せかけたり、隠したりしていない。ありのままですっかりくつろいでいる。オーセンティシティとは偽者や複製ではなく、正直で、真正で、誠実であり、見せかけや偽善とはかけ離れたものだ。

マインドフルネスという言葉が由来するパーリ語のsatiは、オーセンティシティと似た考えで、自分の本当の性質に気づき、自分をありのままに見る人を指している。すでに自分がそうである以外のものになろうとせず、自らであるようにと説く。ここには、真の自分を知り、どんな瞬間もその現実を生きるというオーセンティシティと似た響きがある。

オーセンティシティとは自分が何者であるかを知り、自分の考えや感情に目覚め、自覚しながら、日常生活においてその姿であり続けるということである。移り変わる瞬間ごとの気づきであるマインドフルネスを通して、一瞬一瞬、本物の自分として在るということだ。あらゆる思考、感情、行動、創造において、私たちは自分の本当の姿を選ぶことができる。

着物で授業に登場することで、私はオーセンティシティを呼び起こそうとしている。学生たちにも本当の自分にのっとって生きる方法を考え、自分を表現してもらうためである。また、そこには自分の真の姿を表現する役割を演じるのもオーセンティシティを表すひとつの方法だと、学生に示したいという願いもある。オーセンティシティにはオープンさが非常に大切なのである。仮面をはずし、本当の自分をすすんで表に出して、自分のすべてをそのまま見てもらうなら、他者とのつながりを築くことができる。

オーセンティシティを強調する必要があるのは、私たちがふだん、人前で別の自分になることと慣れきっているからだ。社会的に受け入れられやすく望ましい姿だけを見せて、そうでない部分は隠し、パフォーマンスのように世間に自分を披露している。

人はたいてい自分のエゴや、エゴから生じる不安や要望に操られているものだ。

この牢獄から自分を解放し、どんな時でも本当の自分でいるというのはたいへん難しいことだ。仮面も覆いもなくオープンに正直に他人と関わるには勇気も必要となる。だが、オーセンティシティとは自分の言葉と行動を合わせることである。自分が信じて説き勧めることを、他人がどう思うかなどと心配せず、ただ実践することである。

経験上、オーセンティックに人と関われた時には、自己と他者の間の境界が越えられている。私自身も、若者たちと話す時にはできるだけ実の姿であろうとしている。それ以上でもそれ以下でもなく、自分の知っていることだけを話すようにしている。

本当の自分を周囲に届けることができた時には、何が生じるだろうか。プロのカウンセラーとして長年勤めてきた経験からすると、オーセンティックで、オープンさと自己開示の手本となる誰かといられれば、人は救いを感じるものである。人間性心理学の研究者カール・ロジャーズは、人が「成長する」には、正直さと受容と思いやりが得られる環境が必要だと考えている。偽るところがなく正直であれば、相手の心をもっと開かせて、本当の自分でいさせることができる。

これと同じことが授業でも起きている。私が「実の姿の教授」として接すれば、学生たちも「実の姿の学生」として自分を持ち込んでくれる。他の授業にほとんど出席したことがないというある学生は、私ができるだけ自分自身であろうとしているのを見た時に自分もそうしなくてはと感じたので、私の授業には全部出席していると語ってくれた。同僚たちは、教室に本当の自分を持ち込むのはパンドラの箱を開けるようなものだと警告をくれる。君は自分を学生たちの心理分析の対象にしているぞ、と。僕らは教室のドアのところに自分を置いていくんだ、とも言われてきた。だが、私にはそれができない。

最近のことだが、ある高校の一〇〇〇人近い全校生徒の集会で、「人生の闘いに意味を見つける」というテーマで講演を行った。その高校では自殺を含めて数人の死者が出ており、癒しとなるメッセージをと求められたのだ。その準備の最中、私は繰り返し「自分が中心ではないぞ」と自分に言って聞かせた。これは、思いやりに満ちたメッセージを広めることで為し得るかもしれない善に比べたら、自分のプライドやエゴなど取るに足らない、という意味である。自分にできる最良のことは、大いなる力が智慧を伝える道具になることと受け入れる、私なりの方法だった。

その結果は驚くものだった。緊張、物怖じ、よそよそしさ、恥ずかしさ、感銘を与えたいとの欲求、自己陶酔などがすっかりと消え、私は聴衆とひとつになっていた。

心理学者のミハイ・チクセントミハイはこれを「フロー」の状態と呼ぶ。それは、ある活動を行う人がエネルギッシュにその活動に集中し、完全に巻き込まれ、楽しむことに浸りきっている時の精神状態である。禅において、それは完全にその瞬間に存在する状態、ただひとつのことに集中し、自分のすることに平穏と幸福を見いだす状態として知られている。それはうるわしい感覚だった。生徒たちもそれを感じとり、深く聴き入りながらそこに座っていた。講演が終わると彼らは両足で飛び跳ねながら、温かく拍手を送ってくれた。校長先生は駆けつけると、こう叫んだ。「ホームランでしたね！」

「本当の自分」の発掘

マインドフルネスの実践は非常に多くの良い結果を生みますが、そうしたものを求めないからこそ得られるのです。かわりに、私たちはあるがままの自分と仲良くなろうとします。ひょっこり自分自身のもとに立ち寄り、訪れては、意識しながら出入りできるようになる方法を学ぶのです。

ジョン・カバット・ジン（『Wherever You go there you are』）

「本当の自分」を探すには、まずマインドフルになることから始め、それから深い内省の段階へと進むことになる。まず、その瞬間の状態に気づくことができるようになり、その気づきの流れの中で暮らすようになると、私たちはオーセンティックな状態、すなわち自分のもっとも自然な存在状態へと入っていくようになる。本当の自分でいるためには、自らに何か大きな問いを投げかけ、それへの答えを見つけ、自分についてよく知るようになる必要がある。これにはヴァルネラビリティも含まれており、自分自身の真実を見つけるたびに古い考えや信念を棄てなければならない。こうした深い省察を通して、自己認識への扉が開かれる。私たちが静かに正直に心の内を見つめ、今まで塞《ふさ》ぎ沈め続けてきた奥深い内側の声を聴く時に、それは訪れる。

個々の人間の中の、恐れや疑いや不安の背後に、本当の自分がいるものと私は信じている。この独自の真正なアイデンティティが、私生活や職業上の成功、あるいは人生の目的や情熱を得るきっかけとなることもある。自分の奥深いところから現れるそれは、見つけた時には、自分でもこれだとわかり、感じるものであり、周囲の目にもわかるものなのである。

心理学者のエリク・エリクソンは、オーセンティシティをアイデンティティと結びつけている。オーセンティシティには身体的、精神的、道徳的自己がより統合されているような経験を伴う。
本当の自己の発見へと導いてくれる多くの賢者がいるが、彼らはそれを「生きている」「生き生きしている」という言葉で表現している。
アメリカ心理学の父とも呼ばれるウィリアム・ジェイムズはこう言っている。
「心底生きていると感じ、心の声がこれこそ本当の自分だと告げるような精神的特性を探し出しなさい。そして見つけたなら、それを追いかけなさい」（『William&Henry James:Selected Letters』）
神学者のハワード・サーマンはこう助言する。
「世の中が何を必要としているかと問う必要はありません。何が自分を生き生きさせるかを問い、それを実行しなさい。なぜなら、世の中が必要としているものとは、生き生きと輝く人々だからです」（goodreads.com）
神話学者のジョーゼフ・キャンベルはこう語る。
「私たちが求めているのは生きているという体験で、それは純粋に物理的次元での私たちの実体験が、自分のもっとも奥深い存在や現実と共鳴し、生きていることの喜びを実感したいと願うからだろう」（mikeadamswriter.com）
精神科医のヴィクトール・フランクルは、ナチスの強制収容所を生き抜いた『Man's Search for Meaning（邦題：夜と霧）』の著者だ。彼は自分や生き延びた他の人々は、「自分は人生に何を求めているのか」と問うのをやめ、「人生は私に何を求めているのか」を問うように考え方を変えねばならなかったと語っている。そのように態度を変えたおかげで、彼はすべてが奪われたかに感じた時でさえ、生きることに目的を見いだすことができ、その目的を実現するために生き続けた。

こうした生き方によって生き延びることができる場合もあるが、こうした生き方が犠牲を強いる場合もある。イエスは十字架に処される前夜、ゲッセマネの園にて、神から自分に与えられた目的と感じたものを受け入れる勇気を求めて祈る。「父よ、できることなら、この苦しみの杯を私から取りさってください。ですが、私の望むようにではなく、あなたの御心のままに」

森田正馬《もりたまさたけ》は、人間にとってのオーセンティシティの必要性を認めた精神科医で、本当の自分を実現することや、自分の本質的性質に沿って生きることで自己実現を目指す心理療法を開発した。彼が強調したのは、マインドフルネスと「あるがまま」、つまり、自分の感情や考えを変えようとしたり乗り越えようとしたりしないで、本当の自分を含めた現実を受け入れることの重要性だ。この心理療法については第６章で詳細に説明している。

「生き生きしなさい」というこれらのメッセージが若者に与える影響は大きい。私は彼らに、人生における目的を問い続けなさいと言っている。そうしなければ、他の人がすべき仕事や、周囲から期待されていることをする羽目になる。自分の思考癖や条件づけが投げかける陰に潜んだまま、自分のオリジナリティに気がつかずに一生を終えることになりかねない。しかし、私たち一人ひとりには、生き生きと取り組むことができる、自分ならではの役割を、責任を持って担う能力があるのだ。

私はよくジオデシック・ドーム の発明者である、バックミンスター・フラーの話を学生たちにする。

三二歳のある晩、フラーは自殺を考えていた。仕事の失敗が重なって、人生はすっかり台無しになり、妻や生まれたばかりの娘はもちろん、誰にとっても一番良いのは自分が死ぬことだと感じるようになっていた。だが、彼はそこで人生を終わらせてしまうことはせず、自分はその晩に死んだものとしてその後の人生を生きていこうと決心した。

「すでに死んでしまった」のなら、自分個人にとってうまくいくかどうかを心配する必要がなく、自由に「宇宙を代表する者」として生きることに没頭できる。残りの人生は授かり物だ。自分のために生きるのではなく、このような問いに自らを捧げようと決めたのだ。

「この星でなされるべきことのうち、自分に知識があって、自分が責任を負わないかぎりおそらく実現しないことは何だろうか」（Jon Kahat-Zinn『Wherever You go there You are』）

ただそう問い続けるのではなく、与えられたことを実行していこうとフラーは決心した。宇宙に雇われた人間のひとりとして人類のために働いていると考えれば、自分という特異な存在、自分の在り方、自分の行動を通して社会に貢献することが可能だった。もはや自分中心の個人的な話ではなかった。自分とは宇宙がそれを現す全体の中での一部にすぎなかった。このように考えたことで、フラーは自分の人生に目的があると信じるようになり、その目的の実現に人生を捧げることができたのである。

学生にたいして私は次のように言っている。

「自分は宇宙に内在する調和と秩序の欠かせない一部なのだと思いなさい。そして、自分の心がそうしなさい、そうありなさいと呼びかけるものは何であるかを問い、深く真摯に考えなさい」

そう想像するのは、宗教的信仰を持つ学生にとっては比較的簡単なことのようだ。何かしら自分でスピリチュアルだと思っている信仰を持つ学生たちは、できなくはないと感じる。他方、自分が世界に欠かせない一部だとなかなか思えないという学生もいる。しかし、私としては、主流の慣習や両親の期待、あるいは十分な検証がなされないまま自分を枠に押し込んでいる思い込みや期待などに、ただ従うようなことを彼らにしてほしくない。人生の早い段階で、一人ひとりにそうした問いについて考え始めてほしいと思っている。

学生たちは若い。だが、何歳だろうと、この問いに向き合い始めることができる。それが自分の考え方や選択に多大なる影響を及ぼさないような時期などないからだ。このように問うことで、「何を」するかが変わるわけではないかもしれないが、物事を「どのように」捉えて実行するかは変わっていくだろう。自分が宇宙の一部だと考えられるようになれば、驚くようなことが繰り広げられるようになる。自分自身の道を歩む、さまざまな発見、思いもしなかった世界……。内観がどのような結果をもたらすかは計り知れない。

武士道の中にも、死の淵で生きるというフラーの姿勢によく似た考えが見られる。山本常朝《やまもとじょうちょう》は『葉隠』の中で武士の心得を説いているが、そこでは武士の道は生死に執着しないことにあるとされている。

毎朝、毎晩、心を整え、肉体はすでに死んでいるかのごとく生きられるなら、武士はその道において自由を得られる。その人生には非の打ちどころがなく、天命をまっとうするだろう……。避けられない死については日々黙想しなければならない。そして、毎日欠かすことなく、自らを死んだものと考えるべきである。

生涯が終わりに近づいていると知り、改めて人生をはっきりと振り返る時、どれほどの夢が実現されずに失われたかがよくわかる。これまで、ほとんどの人が自分の夢に敬意を表することなく過ごしてきた。そして、そうなったのは自分が行った、あるいは行わなかった選択のせいだと知りながら死なねばならなかった。その時になって、少なくともいくつかの夢は追いかけてみるのがどんなに大切だったかを悟るのである。健康をそこねた瞬間から手遅れとなるのだ。健康は自由をもたらすものだが、その自由に気づく人は少ない。それが手に入らなくなるまでは。

スティーブ・ジョブズ、死について

アップル社のCEOであったスティーブ・ジョブズも同様のメッセージを贈っている。

「自分はもうすぐ死ぬかもしれないと心にとどめることは、これまで僕が大きな決断を下す際の助けとして使ってきたツールのなかで、もっとも重要なものです。なぜならほぼすべてのこと、外部の期待、プライド、失敗や恥の恐れなどは、死を前にした時にはすべて消え失せるからです。あとに残るのは本当に大事なことだけです。いずれ自分は死ぬということを覚えておくのは、失うかもしれないものが自分にあると考える落とし穴を避けるのに、私が知る最良の方法です。皆さんはすでに裸なのです。自分の心に従わない理由などないのです」（youtube.com）

ジョブズがこう語ったスピーチは、スタンフォード大学学位授与式の歴史においてもっとも評判となったスピーチのひとつとなった。二〇〇五年のことだったが、以来、数千万もの人によってオンラインで視聴されている。

「皆さんの時間はかぎられているのだから、他の誰かの人生を生きるなどして時間をムダにしてはいけません。それは他の人たちの判断の結果と共に生きることだからです。他人の意見の雑音にあなたの内なる声を消させてはいけません」

このスピーチのなかで、ジョブズは自分が大学を中退した経緯を語り、それは自分は世の中の主流の考えに従って、ただ他人の期待通りのことをしていると気づいたからだと話した。だが中退したことで、人生のお決まりのコースを外れたからこそ可能となった新しい発見があった。目的を見つけなさいというジョブズの話は、自分が何者で何を望んでいるかを理解しようとする若者に大きな刺激を与えている。また彼は、オーセンティシティへの道は険しいもので、勇気と信頼が必要だとの警告もしている。

「そして何より大事なことですが、自分自身の心や直感に従う勇気を持ってください。心や直感は、皆さんが本当は何になりたいのかをすでに知っています。他のことはすべて二の次なのです。（中略）これはつまり、何かを信じなくてはならないということです。自分の本能、運命、人生、カルマ、何でもかまいません。点がやがてつながると信じるなら、たとえ周りの人々が通る道から外れてしまうことになっても自分の心に従う自信が生まれ、これが大きな違いをもたらしてくれるのです」

「自分が愛するものを見つけなくてはならない、これは皆さんの恋人についてと同じように仕事についてもいえるのです。皆さんも仕事が人生の大きな部分を占めるようになるでしょうが、真に満足するために必要なのはただひとつ、皆さんが素晴らしいと信じる仕事を行うことです。そして素晴らしい仕事をするたったひとつの方法は、自分のすることを愛することです。もしまだ見つけていないのであれば、探し続けてください。やめてはなりません。心についてはどんなことも同じです、見つけた時には、それだとわかります。そして、誰かとの素晴らしい関係と同じように、年を経るごとに良くなっていきます。だから、探し続けて、あきらめないでください」

「探し続けて、あきらめないで」。これは若者が必要とするメッセージだ。ある学生が語ってくれたが、彼はあらゆる期待に応え続け、「これは本当の自分に合ったことだろうか、本当に僕の才能、僕の天職なのだろうか」と考えたことなど一度もなかった。そのうち抑鬱状態になり、まるで地面に押し付けられているかのような自分を想像するほどになった。

だが、いったんそこまで沈んでしまうと、足が地面についたかのように、立ち上がっても安全だと感じることができた。内なる声を聴かなかったために深い苦しみに取り残されたのだと彼は理解した。そして、ようやく自分の内なる声に耳を傾け、それに従った行動をするようになって、健康と幸福への最初の一歩を踏み出したのである。

キリスト教修道士のトマス・マートンは憂鬱を彼の「本当の自己」と呼んだ。本当の自己とは私たちが地上に持って生まれた自己のことだ。ただ、そうなるべく生まれついた者であろうとする自己だ。本当の自己は私たちが何者であるかを語ってくれる。どんな「正しい行動」が自分らしいのか、どうすれば自分のポテンシャルをより完全に追求できるのかを教えてくれる。自分以外であるのをやめた時に、私たちは自らに本当の自己になる許可を与えるのである。私たちの使命は他の誰かになることではなく、本来の姿になるよう生きることである。

日本人祖母の話

本当の自分と、人生の目的を見つけるというテーマについて、別の文化的視点を考えるために、もうひとつ話をしよう。私の日本人祖母の話だ。これ以上、祖母が日本でひとり暮らしを続けるのは難しいと気づいた時、私たちは祖母をアメリカに連れて行って、晩年をアメリカで過ごしてもらおうと考えた。祖母はすでに九九歳だったので、あと何年生きられるかわからない。一番愛している人たちに囲まれて死ぬほうがよい、と判断したのだ。残りの人生を平穏に暮らせるだろうし、自分のたったひとりの子どもと孫たちに囲まれて死んでいけるのだ。

祖母はそれまでの九九年間、他の土地で暮らしたことはなかったので、私たちは「お試し期間」を設けるべきだと考えた。そして、もし日本に帰るのが一番だとなれば戻ってもいいからと祖母に伝えた。しかしひとり暮らしはもう無理だとわかっていたので、万一戻ると決めるなら、祖母は老人ホームに入居せねばならなかった。祖母はマサチューセッツで暮らす私の母と姉に連れられてアメリカに移った。私は東京にいた。

アメリカでの生活も日が経ち、緊張が高まっていった。最終決定を下す時期が迫る頃、姉から私に電話がかかってきた。姉は日本語を話さないので、祖母にどうしたいかを私に聞き出してほしいというのだ。

「いいよ」と答えると、電話が祖母に渡され、私は尋ねた。「おばあちゃん、どうしたいの」

「帰るべきだと思うんだよ」

祖母は電話を姉に返したので、私は英語に訳した。

「帰るべきだとおばあちゃんは思っているよ」

この返答に姉は満足しなかった。「私は『おばあちゃんが』どうしたいかが知りたいのであって、彼女がどうすべきだと考えているかじゃないわ」

「それじゃあ、もう一度きいてみるよ」

――お姉ちゃんは、『おばあちゃんが』どうしたいのか知りたがってるよ」

「そうだね……。お前のお母さんは私に帰ってほしいんじゃないかと思うんだ」

私はこれも英語に訳した。

姉は言った。「それはそうかもしれないけど、でも『おばあちゃんが』どうしたいか知りたいのよ」

「わかった。もう一度やってみる。

――おばあちゃん、お母さんのことは心配しないで。『おばあちゃんは』どうしたいの」

「お前のお姉ちゃんの旦那さんも私がここにいると居心地が悪いと思うんだよね」

これも英語にして伝えたが、姉は「トムは私たちがどんな決定をしても文句を言わないわ。おばあちゃんはどうしたいの」と言った。

「旦那さんはおばあちゃんがいても大丈夫ってお姉ちゃんは言ってるよ。お姉ちゃんは『おばあちゃんが』どうしたいか知りたいんだよ」

「帰ったほうがきっと皆にとっていいんだよ」

姉は少し苛立ってきた。「そんなことをきいてるんじゃないわ。おばあちゃんの望みをきいているの。ここにいたいなら私が面倒をみるって伝えてちょうだい」

「ここにいたいなら、お姉ちゃんが面倒をみてくれるって言ってるよ」

「ありがとうね。でも、たぶん帰るべきなんだよ」

「自分は帰るべきだって思ってるそうだよ」振り出しに戻ったと思いながら私は姉に伝えた。

姉は言った。「ただ『おばあちゃんが』どうしたいか知りたいだけなのよ」

私も憤激した。「それはわかってるよ、でも、たぶんお姉ちゃんが望むようなふうにお姉ちゃんの質問に答えるのは、おばあちゃんには無理なんだよ」

姉は一瞬黙り込んだ。そして、言った。「オーケー。わかったわ」

一ヵ月後、祖母は日本へ戻り、愚痴も言わずに老人ホームへと移っていった。その後、そこで一二年間を暮らし、一一一歳で亡くなった。アメリカにいたほうが幸せだっただろうか。私にはわからない。母との間には緊張があったし、健康保険については途方もない問題が生じて、母の貯金を食い尽くして請求書が私たちに回ってくることになっていたかもしれない。それに、祖母にアメリカ人の医師、看護師、介護士とどうやって意思疎通ができたというのだろうか。
寂しい思いをしたのではないかと想像すると悲しくなるが、こんなふうにして彼女は晩年を過ごしきった。日本に帰りたいというのは本心だったのかもしれない。日本は祖母が生まれた場所で、祖母の母が亡くなった場所で、彼女自身が死にたいと望んでいた場所かもしれない。自分の願いを一度も口にしなかったが、自分が馴染んだものがある場所――目にするもの、匂い、故郷の自然な世界――そういう場所にいる必要があったのかもしれない。記憶が薄れていくのに耐えられなかったのかもしれない。

それは祖母が選んだことなのだと、私は自分を慰めている。だが、「祖母が選んだこと」とは何を意味するのだろうか。祖母は一度でも自分の望むものを選ぶことができただろうか。女性の願望など重視されない時代と土地に育った女性、自分自身を入り組んだ人間関係のなかでしか捉えられない社会で育った女性だったのに。私たちが「どうしたいの」と聞いた時、祖母は自分の願望を、単純に私的、個人主義的欲求と捉えることなどできたであろうか。

祖母が望んでいたのは愛する者たち全員にとって一番よいことだった。日本文化は、その言語においてでさえ、人間が他の人々と深いつながりにあることを示している。「自分」という漢字は、自己が何かもっと大きなものの一部分だと示すもので、「人」という文字は他者とのつながりを示すものだ。祖母は、私という存在は他の人々とつながっている、特に両親や先祖とつながっているのだということを、いつも思い出させてくれていた。

祖母の人生におけるオーセンティシティの意味を私たちはどのように理解すればよいだろうか。祖母は一九〇三年に生まれ、彼女の祖父の山本静太郎と同じ家で育った。祖父は将軍直属の家臣である旗本だった人だ。その性格と威厳に深く感銘を受けながら祖母は育った。武士道最大の美徳のひとつは「忠義」である。新渡戸稲造《にとべいなぞう》は「忠義」と、父と息子、夫と妻の間に異なる利益や関心を認める西洋の個人主義を対比させている。

武士道では一家の忠義と愛情とは固く結びついている。愛のために、愛する者のために死ねるといったように。これは、自己の関心や利益が先にたち、自身の苦しみ、喜び、生存を一番に気にかける、個人主義とは正反対の考え方である。個人主義の強い西洋文化は、変化を引き起こして成し遂げる負担を各個人に課するが、対照的に日本文化においては、変化を遂げる際、自分を励まし支えてくれるネットワークが築かれるのである。このネットワークには、家族、友人、コミュニティのみならず、人生の意味・目的の源とのつながりも含まれている。

忠義はアジアの文化とより馴染みがよいとはいえ、自己を超えたところに大義や理想を求めるのは人間に本来備わっている欲求だ。大きなものには家族、国、宗教などがあり、小さければ何かのプロジェクト、庭、ペットということもあるだろう。その大義に重大な意味を見いだし、自分を犠牲にするだけの価値があると思えたなら、人生に意味が与えられる。哲学者ジョサイア・ロイスは忠義がいかに人生の質を高めてくれるものか、特に病気や老いのなかで自分の存在に意味を見いだそうと奮闘する人々にとってそうであることを書いている。

「忠義がつねに幸福を生むとは限らない。時にはそれが苦痛となることさえあるだろう。だが誰でも人生を耐えぬくには、自分を超えた何かに心を注ぐ必要がある。それがなければ、欲求のみを頼りに自分を導くことになるが、それははかなく、気まぐれで飽くことを知らない。そこから得られるものは、結局のところ苦悩にすぎない」（plato.stanford.edu）

祖母はおそらく自分の個人的欲求と考えたものを家族全員のより大きな幸福のために、犠牲にする決心をし、そうすることで本当の自分を表したのだろうと思う。家族に与えるかもしれない苦労を考えて、家族の温かい愛情の巣を離れて日本の老人ホームへと引き下がるのが一番だと決めたのだろう。自分自身を何かより大きなもの（この場合は家族）の一部とみなしていたのなら、犠牲となることには意味があると思ったのだろう。家族全員の幸福への忠義が祖母の人生に意味を与えたのだろう。個人の願望が叶わなかったという意味では祖母は幸せではなかったかもしれない。だが、祖母のことを愛しながらも、面倒をみようとすれば大きな個人的負担を負うことになる家族の役に立てて、有意義な人生だと感じていたのかもしれない。

オーセンティシティについての、これらふたつの考え方を統合するのは有益なことだと思う。スティーブ・ジョブズも提唱する、自己を見つけて自分の心に従うという個人を重視した考えは大切なものだ。同じように、私の祖母のような集団主義的なやり方で自己を強調するのも大切なことだ。自分が何者かを考えてその心に従おうとする時には、この両方の面を考慮すべきだろう。日本人の多くはもっと個人主義的に考えることから有益な何かを得るかもしれない。他方、アメリカ人の大半はもう少し集団主義的になることでうまくいくようになるかもしれない。

いずれにしても、自分も他人も大切にしなくてはならないのは皆に言えることだ。皆、個人であると同時に自分を超えた大きなものの一部であるからこそ、自分ならではの目的を発見するのが難しいのである。自分の内なる声を尊重して心に従いながら、個人としてのニーズと、より広いサークルの一員としてのニーズの両方を実現する。それこそが私たちの目的だろう。人はより大きな全体の一部である。その複雑さのなかで自分を捉えることが望ましい。

本当の自分、自分ならではの使命の探究は誰だろうと取り組むことができる。だが、次には決めなければならない。自分はどんな人生を送るのか、天命に従うことは可能か、どんな重荷を背負う覚悟があるか、そしてどんな死を受け入れられるのか。与えられた使命は、自分が選ぼうと思わないものだということもある。処刑前夜に、イエスが勇気を求めて祈った時のように、自分が使命と感じた何かにたいし、恐れることなく大胆に取り組む勇気を奮い起こせるのかと自分に尋ねてみる必要がある。

理想に溢れる人は「自分の心に従う」ことを選び、勇気であれ情けであれ真理であれ、自分の持てるあらゆる資質をひとつに注ぎ、そして、それに向かってまっすぐに進んでいくかもしれない。その結果、勝利を収めることもあれば、ぶつかって燃え尽きることもあるだろう。あるいは、その両方を体験することもあるだろう。

誰もが自分に問う。思いやりに溢れた理想を勇敢に追求し、心を完全に開いて、世界中の誰の間にも違いなどないと堂々と言うことが自分にできるだろうか。理想に従って夢を追求した結果を恐れる気持ちを乗り越えられるだろうか。たとえ危険な道であったとしても、真の英雄となって「神の意思」を成そうとする人生を想像できるだろうか。私たちのどれだけが絶えず情け深い人間であること、勇敢であること、真理に到達することを誓えるだろうか。

自分の心に耳を貸さないような人もいる。あるいは、自分の声を聞きながら、険しすぎる道だからと別の安全な道を選ぶ人もいる。そのせいで、自分の心に従わなかったことを後悔して一生を送るというツケを払わされることもあるだろう。死の床にある多数の患者を世話してきたある看護師の話では、もっともよく耳にする後悔はこういうものだ。「他人の期待に沿った生き方ではなく、勇気を出して自分に素直な生き方をするべきだった」

たいていの人はそこそこ豊かで安心して暮らすことができ、家族と安定を重視するような世間並みの生活を得ようとするだろう。また、自分の世話をしながら他人のことも気にかける。多くの人にとって、マインドフルな生き方というのは自分の理想と現実のバランスをとって過ごそうとすることなのかもしれない。

比較することについて

他人と自分を比べたために、本当の自分を受け入れてそれに感謝しようとする気持ちが挫《くじ》かれてしまうことがよくある。ここにひとりの禅僧と侍の別の話がある。これもよく学生に語っている話だ。

ひとりの誇り高き侍が禅僧に会いにやってきた。国中で名の知れた侍だった。しかし禅僧に出会い、彼の美しさとその瞬間の気品を見たとたん、彼は自分が劣っているような感じに襲われた。もしかすると、気づかぬうちに自分は自分の優越を見せつけたいという思いを抱えてここにやってきたのかもしれない。侍は禅僧に言った。

「私が劣等感を感じるのはなぜでしょうか。ついさっきまで万事が順調に思えていたのに、この庭に入ったとたんに自分が劣っているように感じました。こんな思いははじめてです。私の両手は震えています。侍として多くの死と対峙《たいじ》してきましたが、恐怖を感じたことなどありません。なぜ今、私は怯《おび》えているのでしょうか」

満月の夜だった。月はちょうど山の稜線から昇ろうとしていた。ふと、禅僧は言った。「この木を見なさい。空高くそびえるこの木と、この小さい木です。ふたつは私の窓のそばにもう何年もありますが、問題となったことは一度もありません。この小さい木が『なぜ自分はあなたより劣っていると感じるのか』と大きな木に聞いたことはありません。これはなぜでしょうか。この木は小さく、あの木は大きいですが、どんなつぶやきも私は聞いたことはありません」。侍は言った。「比べることなどできないからでしょう」。禅僧は言った。「では、あなたも私に問う必要はありません。すでに答えを知っておいでだ」

この話は自分を他人と比較することの危険性について思い出させてくれる。他人との比較は希望を奪うだけの非生産的な行為だ。世の中には自分が望む何かについて、必ず自分より秀でた誰かがいる。願望のせいで、羨望という毒や嫉妬の苦しみを味わうことにもなりかねない。喜びを殺し、劣等感と優越感をもたらすのが、比べるという行為なのだ。

しかし、比べさえしなければ、そういう感情は消え失せる。あなたはあなただ。大きい小さいは重要でなく、あなたはあなた自身なのだ。そのままのあなたとして必要とされ、果たすべき役割があり、目的がある。あなたがいなくなれば世界はそれだけ豊かさを失う。すべてが必要なものであり、そのどれもが大いなる全体、ひとつの有機的統一体の一部なのである。そこには高いも低いも、優も劣も存在しない。誰もが比べられない独自性を持つ、唯一の存在なのだ。

比べるというのは、本当の自分を受け入れて感謝するという道から逸れることだ。「本当の私」を告げて、人生の目的を思い出させてくれる声が届かなくなってしまう。自分をはっきりと見て、あるがままの自分を受け入れられれば、「目的を知る」ことができ、有意義で豊かな人生のために為すべきことができる。人はこうやってオーセンティシティと、それがもたらす心の平和を実現するのである。

エクササイズ3

1 次の質問について五分間考えます。「この地球上での私の仕事（目的）とはなんだろうか」

2 自分の考えを一〇分ほど書き出してみましょう。

3 次の質問について五分間考えます。「それをするのにお金を出してもよいと思うほど私が好きなこととはなんだろうか」

4 自分の考えを一〇分ほど書き出してみましょう。

第4章　絆（Connectedness）

生きるって人とつながることだ。

福島智（『生きるって人とつながることだ！』より）

つながりを求める強い欲求

マインドフルネスを教え始めたばかりの頃の授業でのことだが、あるエクササイズを終えたあと、私は学生たちに自分が感じたことを聞かせてほしいと言った。すると、ひとりの学生が「自分について前よりもっと多くのことが意識できたと思います」と話してくれた。まさに予期した通りの答えだった。しかし、次のように答えて私を驚かせた学生もいた。「他の人についてもっと多くの気づきを得ているように感じます」

彼の発言は、マインドフルネスがいかに私たちを他者にたいして敏感にさせるものか、そして自己意識だけでなく他の人々への意識をも高めるものかを改めて思い出させてくれる。それは、まるで周りの人たちをはじめて見るかのような経験だ。それは格別に美しい瞬間と言ってもよいかもしれない。二人の人間が、競争意識や、好意を得ようとする気持ちや、自分の考えを証明せねばという思いを持たずに喜びのなかに出会う、存在を喜ぶ瞬間なのだ、と。

これについては拙著『When Half is Whole（未訳：ハーフ〈半分〉がホール〈全体〉になるとき）』のなかでも触れている。この本は表紙に半月の写真とタイトルがあるのだが、これは人間の成長のメタファー（暗喩）をイメージしたものだ。私たちは人生を欠けたところのないひとつの全体としてスタートさせる。それが、次第に断片へと砕けるようになり、一部分は暗闇のなかに消えてしまう。自身の一部から切り離されてしまうのだ。だが、私たちには「隠れた全体性」がある。禅の教えにあるように、自分の隠れた部分が見られるようになり、それを取り戻して再びつながること、「本来の全体性」へと立ち返り、私たちがいつだってなり得る全体性のある人間になること、それこそが私たちに与えられている課題である。

マインドフルネスは自己意識を高め、自分自身とのより強いつながりを感じさせてくれる。その旅は帰郷のようなもの、心穏やかに故郷へ帰るようなものと感じられるかもしれない。

T・S・エリオットは雄弁に語っている。

「われわれは探究をやめてはならない。そして、探究の末に元の場所に辿り着き、そこではじめてその地を理解するだろう」(davidduchemin.com)

『When Half is Whole』の物語は自己とつながることで周りの人たちともつながっていくということ、二重のプロセスを示すものだ。自分のすべてを受け入れれば、自己と他の人々とのつながりが見えてくる。他の人々を受け入れるというのは、突き詰めれば自己認識を得るということだ。人は、自分の外にあるものとしてだけでなく、自分の内にも存在している、自身の不快な「異質さ」に気づくようになると、他の人々を受け入れられるようになる。自分の中のそれとつながることができれば、他の人々とのつながり方も理解できるようになる。そうして思いやりの輪を、さらに多くの人々、他の生物、宇宙へと、次々に広げていくことができるようになる。

気づきが鋭敏になると、つながりへの欲求が高まることがある。エーリッヒ・フロムは名著『The Art of Loving（邦題：愛するということ）』の中で、人間という存在の奇跡はいかに良いものであり悪いものであるかを鋭く描いている。私たちは分別を与えられ、自らを意識した生き物だが、この意識には代償がある。私たちは自分が分離された存在であることを知っている。自分の命が限られた短いものであることを知っている。愛する者よりも先に、あるいは、愛する者に先立たれたあとにいずれ死ぬのだとわかっている。この孤独で分離された自分という意識と、自然や社会の前で感じる無力感のせいで、私たちが分裂した存在であることが自分にとって耐えがたい牢獄となっている。その牢獄から解放されようとして、私たちは他の人々や外の世界へと手を伸ばし、なんらかの形でつながろうとする。

人間同士の融合を求めるこの欲求は、人間が持つきわめて激しい思いである。根源的な熱情であり、人間を一族として、家族として、社会として結び続けている力なのだ。私たちのもっとも奥深い欲求とは、分離した存在であることを克服し、孤独の檻から抜け出すことなのである。

絆とは他者とのつながり、関係、結びつきを意味している。だがそれは、友だちや家族、クラブ、会社、学校、国というような内輪の小集団だけに限定された意味となってしまっている。私たちの課題は、グローバル時代に必要なスキルとして、多くの他者との間に絆を生み出していく能力を育てることである。

つながりの科学

分離した存在という妄想を超えて他者と結びつこうとする私たちの闘いは、非常に早い時期からスタートする。養育者への愛着は、幼児が生存するうえでも、子どもの社会的・感情的成長の土台となる他者への信頼を発達させるためにも必要である。継続的に温かく世話をしてくれる誰かに依存できるような状況にあれば、予測可能性および環境への信頼が育まれる。他方、幼児期に身体的・心理的虐待を受けると、それが恐れ、不安、環境への不信感へとつながることがある。

幸運にも、私たちは生まれついた瞬間から他者と共鳴する力を備えている。最初は本能によるごくシンプルなものだが、成長するとそれは、他者の感情や視点を理解したり、自分を重ね合わせたりする能力となる。共感は先史時代より人間にとって生き延びるために必要な能力であった。人間はコミュニティを作ることで繁栄し、しかも、コミュニティは他者の感情や意図を汲み取ることができてはじめて成立する。共感はコミュニケーション、協同、社会的結束に不可欠なもので、どのような人間関係を改善するにも、もっとも優れた手段なのだ。

共感とは、言語外の信号の授受により私たちの基本的感情が他者のそれと結びつく時に生まれる。それは記憶、思考、感覚、相手や互いの関係のイメージとして、経験される。人との関わりとは、ひとりの感情状態がもうひとりの感情状態と鳴り響く、共鳴の過程だといえるだろう。

泣いている人を見て自分も泣いてしまうのはなぜか、その説明となるかもしれないのがミラーニューロン（他者の行動を見た時に、自分が行動した時と同じように活性化する神経細胞）だ。私たちが誰かの感情に気づくと、脳のさまざまな場所に見られるミラーニューロンが活性化し、その感情状態を私たちの中に無意識かつ自動的に作り出すと、『Mindsight（邦題：脳をみる心、心をみる脳：マインドサイトによる新しいサイコセラピー——自分を変える脳と心のサイエンス）』の著者であるダニエル・シーゲルは説明している。こうして、他の人の頭の内部状態のイメージを作り出す能力が発達するのである。脳の研究では、共感は最初から人間の一部として組み込まれていることが明らかにされている。誰かの経験に同調する時、私たちの神経系は実際に相手と同じパターンの神経活動を行って共鳴しているのである。

人がどう感じているかを、私たちは「相手の立場に」自分を置くことで知る。これもまた、自分の心身の反応への気づきによって、他者の感情を推し量るというひとつの知の形である。他者の内面の状態を、ミラーニューロンが私たちの中に作り出す状態から理解することができるということである。自分の状態を調べれば、相手の状態が想像できるのだ。もちろん、相手が感じていることを実際に感じたり知ったりするわけではない。ただ自分がその立場だったら体験するだろうことを感じるのである。

互いの体験がよく似たものなら、相手との絆を育み、相手の心を落ち着かせられるようなやり方で共感を抱くことができるだろう。他者の感情を理解することは、自己を認識し理解することと直接つながっているのだ。

生来、人間は身体的、感情的、社会的、精神的につながりを求めるようにできているため、それが得られない時には苦悩が生じる。

心理学の方法を使うと、自らの人間関係で起きている状況が理解できるようになって、それを変える力が得られるという効果があるようだ。たとえば私たちは怒り、傷つき、混乱し、愛する人やその行動の意図を間違って解釈するが、それは自分自身の短所のせいではなく、単に人間に受け継がれてきた、誰にでも共通したことだと知ることができる。

また、マインドフルネスの科学は、人がいつも決まった自分のパターンに囚われている必要はないということも教える。研究者たちによって発見された「ニューロプラスティシティ（神経可塑性）」とは、新しい神経接合を作り出すことによって、脳が生涯を通して自らを構築できる力のことである。脳のニューロン（神経細胞）が傷や病気を代償したり、新しい状況に対応するためにその活動を調整したり、環境に応じて変化したりするのもこのおかげだ。

脳はかつて信じられていたよりもはるかに大きな可塑性をもつのである。そして、他の人々との絆を育てられるように脳を書き換えていくのを助けるのが瞑想だ。

ミラーニューロン回路についてのこうした最近の研究が、共感・協同の能力は人間に本来的なものだと示しているが、それはつまり、人間は単に自己利益によって支配されているわけではないということだ。

私はこれを幼い頃に父から教わった。子どもの頃に家族とビーチに行った時、ブランケットの上に座って子どもたちが海で遊ぶのを見ていた父がこう言った。「子どもが溺れるのを見るなんてことがけっして起きないように祈るよ……そんなの見てしまったら、自分が死ぬとわかっていても、海に入ってその子を救わなくちゃいけないからね」。父は心臓に問題があり、手術が必要だった。子どもが溺れているのを見たら、途中で自分が死んでしまうと知りながらも、その子を救おうとすることが父にはわかっていることに私は感銘を覚えた。

この話は今日でも私の心に宿っている。それは、自分の身の安全などすべてを忘れて瞬時に必要な行動に出てしまうほど他人の苦しみを分かち持つことができる同情心である。われわれは分離された存在であるにもかかわらず、近親者でもない人々にさえ瞬間的に共感できる驚くべき能力を備えている。真の大惨事の最中には——誰かの命が本当に危険にさらされているような場合には——まるで、それが自分の魂であるかのように、その人を守ろうと突然その場に自分を投じることがあり得るのだ。たとえば、地震、火事、洪水、台風などの自然災害において、同じような反応をする人々の姿を私たちはつねに目にしている。

神話学者ジョーゼフ・キャンベルの次の話も私は好きでよく引用する。

ある日、二人の警官がハワイのパリの山道で車を走らせ、飛び降り自殺が多発する場所へと向かっていると、車の落下防止用に設置されたガードレールのすぐ後ろで、ひとりの若い男性が飛び降りようとしているのを目にした。パトカーは止まり、助手席の警官がすぐに飛び出て若者をつかんだが、まさにその時若者がジャンプし、警官自身も引きずられたところに、二番目の警官がかろうじて間に合って二人を引き戻すことができた。

見知らぬ若者と一緒に命を落とそうとしていた警官には、いったい何が突然起きていたのだろうか。その瞬間、彼自身の人生やその他一切が忘れ去られていた。家族への義務も、仕事のことも、自分自身の命も、自分の生涯にたいする願いや希望のすべてが消え失せていた。彼は死ぬところだったのだ。

のちに、新聞記者がこう尋ねている。「どうして手を伸ばしたのですか。あなたが死んでいたかもしれないのですよ」。彼は答えた。「見過ごせなかったのです。そのまま飛び降りさせていたら、私は一日だって生きてはいられなかったでしょう」

このような心理的危機は、ある形而上学的な理解が突然現れた結果だと、哲学者ショーペンハウアーは考える。自分と相手はひとつ、ひとつの命のふたつの側面である。分離されているように見えるのは、空間と時間の条件下でしか私たちが物事を体験できない結果にすぎない。そのことを私たちは考えることもなく突然理解する。これは形而上学的真理であり、危機的状況下ではそれが無意識に悟られることがある、というのである。

英雄とは、この真理に自分の命を捧げたものだ。だが、あなたが隣人を愛しようと愛しまいと、この理解に捉えられた瞬間に、あなた自身も自分の命を危険にさらしてしまうかもしれない。このハワイの警官は、彼が命を投げ出そうとした若者と知り合いだったわけではない。人々が互いに無欲に、互いのためにしている行為が、毎日、小さなレベルでひっきりなしに起きているのをあなたも見ていることだろう。

共感の科学についての興味は尽きないが、しかし、人間の持つ深い絆についてはまだ何か不思議なものが残されたままだ。

ひとつの愛する対象との関係性よりも、世界全体と自分たちとの関係性を考えるという私の授業アプローチで、中心となるのが共感、同情、愛である。「われわれはひとつ」という真理は、共に生きる人々から私たちを隔てている壁を打ち破るアクティブな力であり、他者と私たちを結びつけて、孤独感や分離意識を克服させる。それは、他者や世界とのもっとも高尚な形でのつながりだ。

健康のためにつながる

新しいヴィジョンが必要とされています。他者とのつながりが健康的な自己の基礎となすものと捉えられ、人種的他者も私たちの一部とみなされているような、人々から敬愛されるコミュニティが必要なのです。　ジョン・パウエル（John Powel『Racing for Justice』より）

人間のつながりの深さを教えてくれる強力なスピリチュアル体験ができる人は限られているので、それを知るには他の方法に頼らなければならない。現代人の多くは科学からの影響を大いに受けているから、データがあれば納得しやすいという人もいるだろう。そんな人には、つながりが健康によい影響を及ぼすことが、研究によって証明されていることを知ってもらいたい。家族や友人、他の人々との社会的ネットワークや絆の固さは、私たちの健康と幸福を決定する重要な要因となっているのである。

また、人は他人との関係によって変化していくことも明らかとなっている。西洋の個人主義的文化では、変化を引き起こすのも成し遂げるのも各個人の責任だというメッセージが往々にして発せられるが、これに反して治癒の過程では、自己の外へと手を伸ばし、変化する自分を励まし支えてくれる、つながりのネットワークを築くことが必要となる。家族、友人、コミュニティの他、自分の魂や、自分の人生に意味や目的を与えるものとのつながりも、このネットワークに含まれる。

個人的利益やストレス軽減を期待してマインドフルネスに惹かれる人は多い。またマインドフルネスにたいして、世俗を離れ、目を閉じて、周りとの接触を絶ったかのようにひとりで鍛える必要があるようなイメージを持つ人も多い。

一方、あまり理解されていないのが、マインドフルネスは他者にたいする意識を高めることがつながりをもたらすとするので、その影響力が個人の内面世界を超えて他者との関係にまでも及ぶという点である。実際、マインドフルネスを行う多くの人が、発達させた「気づき」の力によって誰かにより深く共感し、より親切に関わるようになっている。それに加えて、瞑想によって、人と関わる能力を伸ばしていけると示唆する研究もある。

ダライ・ラマは他者との思いやりに満ちたつながりがもたらす恩恵は、思いやりを授ける者・授かる者の両方にもたらされると説いている。「あなたが誰かを幸せにしたいなら、思いやりの心を実践なさい。自ら幸せになりたいなら、思いやりの心を実践なさい」（wild mind.org）

聖書にもこれとよく似たメッセージがある。「いつくしみある者はおのれ自身に益を得る」

（箴言11：17）

これらの教えは最近の心理学の研究によって裏付けを得ている。ある研究結果では、他人の幸福のためになされた行動は、行為者本人の幸福感を増幅することが示された。一般の予測に反してこうした行為は、抽象的な目的よりも、具体的な目的と結びついた時により幸福感が増すという点は、大きな発見である。マインドフルネスは行動の変化を引き起こして新たな自分を作り、一瞬一瞬を生まれ変わる新しい機会にするものだという考えに、心理学者がさらなる信憑性を与えているのである。

むろん、愛情溢れる人は、愛を得たいがために愛を差し出すのではないが、否が応でもお返しを受け取ることになるのだ。教師が学生から学ぶ時や、パフォーマーが観客からエネルギーを受ける時などにもそれは見られるだろう。

その重要性は理解していても、実際に思いやりの心を周りに向けられるかどうかは、子ども時代から始まるいくつかの重要な段階で、非常に数多くの物事がうまく運んだかどうかによって左右される。成人初期にあるのが「親密vs.孤立」という段階だ。この段階にある人々は、有意義な長期的関係を確立することによって、他者との結びつきの意識や親密さを発達させていく。しかし、拒絶を恐れる気持ちや過度の自己没頭の結果、親密で有意義な関係を築くことができない場合、精神的に孤立することもある。他者との絆を育むことができるかが大きな問題となる可能性があるのだ。

『Awakenings（邦題：レナードの朝）』の著者オリバー・サックスは、Belonging（所属すること）、Believing（信じること）に加えてBonding（絆で結ばれること）を「三つのBの問題」と呼んだ。幼い頃のアタッチメント（愛着）が十分でないと、信頼に関する問題が長期にわたって生まれて、成人期における親密な関係の構築に支障をきたす恐れがある。

さまざまな理由によって、サックスはこうした能力の発達を邪魔する苦難に出くわしてきたが、この世を去る少し前に、人生の大半でずっと彼をかわし続けてきた親密さが、ある人との深い結びつきを得たことで七四歳にしてはじめて見いだされたと書いている。彼の物語は、生涯を通じてつながりを育むことができる人間の能力についての、楽観的な視点を与えるものだ。

リーダーシップのためのつながり

人とつながり心で導くことの重要性は、リーダーシップにおいても注目されつつある。『Emotional Intelligence（邦題：EQ―こころの知能指数）』の著者であるダニエル・ゴールマンは、現代における効果的リーダーシップには、他人をコントロールし逐一管理するよりもはるかに多くのことが要求されることを示している。

感情知能の高いリーダーであるためには、自己認識と自己管理に加えて、共感という社会的能力や、最高のパフォーマンスをしてもらえるように周りの人間を感化して望ましい反応を引き出すような能力も持っていなくてはならない。共感力を備えたリーダーであれば、さまざまな感情信号に波長を合わせて、言葉にされなくても個人や集団の中に潜む気持ちを察知できる。また、そういうリーダーは人の話をよく注意して聴くので、相手の視点を理解することもできる。共感する力のおかげで多様な背景の人や、異文化の人ともうまくやっていくことができる。

私のリーダーシップトレーニングでは、基本的構成概念として共感する心を強調している。実際、リーダーシップの重要部分は、相手に共感してそれを表に見せる能力にあることを示唆するたくさんの新しい理論が存在する。たとえば「変革型リーダー」であるが、ここでは部下のニーズや業績を自分が気にかけていることを伝えるために、共感する心が必要だとされている。

「オーセンティック・リーダー」にとっても相手を十分に意識していられるよう、共感が必要である。共感とは人間関係を築く一つの要因だ。私がリーダーたちと行ってきた仕事からは、リーダーシップの性質が変化し始めたこと、最近では人間関係の構築と維持に重きが置かれるようになりつつあることが明らかである。

私はこのアプローチを、アメリカ海軍のリーダーたちに向けた仕事でも活用している。海軍自らが行った調査結果によっても、人間本位のパーソナルスタイルと、決然とした司令官的役割のふたつのバランスをとれる人物こそが優れたリーダーだと証明されたためである。このようなリーダーはためらうことなく責任を負い、断固とした様子をまとって自己主張を行いながらてきぱきと任務に取り組んでいたが、平均的な人と比べるとよりポジティブで社交的、より感情表現豊かでドラマチック、より協力的で感じがよく、感謝し、人を信頼することができ、より穏やかでさえあったのだ。

アメリカ海軍による別の調査では、リーダーが打ち立てる感情的なトーンは組織の隅々まで波紋のように広がることが明らかになった。もっとも有能なリーダーは温かく社交的で、豊かに感情を表現し、民主的で人を信じて疑うことがなかった。そして、下位のリーダーたちにも同じ様子が見られたのである。一番優れたリーダーたちは頻繁に歩き回ってスタッフに声をかけ、家族やその他の個人的なことについても聞いていた。自分は知りたいのだと態度に示して、コミュニケーションが起こりやすいオープンな雰囲気を作り上げていた。そして、この双方向のチャンネルのおかげで、どの階級の人でもつねに上司に情報を伝えておきやすい環境ができていた。

その革新性で注目を集めるスタンフォード大学のインスティチュート・オブ・デザイン（d．スクール）では、共感を人間本位のデザインを創出する過程におけるベースとしている。デザインは自分以外の誰かのために行われるものだから、その人を深く理解することが、よりよいデザインを提供することにつながる。共感することで潜在的なニーズを見つけ出し、デザインによるソリューションを提案してそれに応えていこうとするのだ。相手の世界観――物事を行う方法や理由、身体的・感情的ニーズ、世の中をどう捉えているか、相手にとって意味あることとは何か――を理解することを自分に課すのである。

デザイナーは共感するように教えられている。なぜなら、彼らが解決しようとするのはある特定の集団・個人が抱える問題であり、誰かのためのデザインをするには、それがどんな人たちで、その人たちにとって何が重要なのかといったことへの共感が必要だからだ。その行動、発言、環境との関わり方を観察することで、彼らが何を考え、感じ、必要としているかの手がかりが得られる。これが革新的な解決策を生み出す方向を知る洞察へとつながっていく。最良の解決策は、人間行動へのもっとも優れた洞察から現れる。しかし、私たちは気づかぬうちに、自動的に多くの情報をフィルターにかけてしまっているので、そうしたことに気づいて、優れた洞察ができるようになるには、共感する心を持って、「真新しい目で」物事を見ることが大切になる。

心を開いて人と関われば、相手が語る内容やその言動によって、相手の世界観を知ることができる。優れたデザインは、相手のビリーフや価値観への十分な理解を足場として作り上げられていく。話を引き出すことが、もっとも適したデザインのための過程のひとつなのである。

デザイナーには次のようなシンプルな、共感のためのプロセスが指導される。

ステップ1：浸る……ユーザーが経験することを自分でも経験しなさい。
ステップ2：観察する……ユーザーとその行動様式を、彼らの生活状況の中で見なさい。
ステップ3：関わる……ユーザーと交流して、インタビューしなさい。

これはなかなか良いアプローチだが、共感とは心の問題であって、頭の問題ではない。ビジネスやリーダーシップ、デザイン、人間関係、自分の健康に役立つと言われただけでは、共感を大事にする理由として納得はできるかもしれないが、心にまで触れることにはならない。このプロセスには自分を振り返るステップが設けられていないが、実際にどれだけ他者を理解し、共感する能力を発達させて思いやりの心を実践できるかは、われわれ自身の自己開発にかかっている。

だからこそ、頭から心、そして手へと情報の統合を高めてくれる体験的・創造的・霊的アプローチを用いて、人間のつながりへのより深い理解に至る必要があるのだ。

こうした原理の実践を試みるべく、私の授業ではマインドフルネスによる体験的、体得的な学びを行っている。マインドフルネスが入り口となって、そこから、ヴァルネラビリティ、謙虚さ、オーセンティシティ、聴く力、受容、感謝、責任などの関連能力を発達させる可能性へと、私たちを開かせるのである。

共感を発達させる

コミュニティがますます多様化する現代において、共感は必要とされるグローバルスキルである。人の移動が増えるなかで、気づけば異なる文化に属する誰かと向き合っていることも多くなっている。それは自分とは違う環境で育ち、異なる宗教や外見を持つ人との出会いだ。習慣、食事、衣服ばかりでなく、性、時間、マナーや義務感、仕事やお金などに関する考え方も違っている。

こうした時、私たちが最初に抱く反応は多くの場合、疑いであったり恐怖であったりする。先入観というものは根が深いし、またこの疑いは、理性的なものというより瞬間的な反応から生じている。だが、ありがたいことに、共感が先入観を打開する方法となる。

共感を発達させるには、より大きな自己認識を養うことが必要だが、他者の経験を理解できるかどうかは自分の個人的経験とその洞察の程度と関係しているので、これは人間的な成長にもつながっている。ある人との出会いは、その人についてだけでなく自分自身について貴重な知識を得る機会でもある。こうして、両者が協力し合って新しい意味や新しい存在の在り方を見つけていくことになる。二人は生徒であると同時に教師なのである。

自己と他者、両者の関係についての理解の骨組みづくりのために、私はヘンリー・マレーと

クライド・クラックホーンが提唱したシンプルなモデルについて教えている。人間一人ひとりはある点で、

a　他のすべての人間と似ており、
b　他のある種の人間と似ており、
c　他の誰とも似ていない。

人間の状態を表したこの三部構造のモデルを使うと、人間がいかに似ていると同時に異なっているかが理解しやすい。私たちの自己理解および他者理解は、この三つの視点を意識にとどめて、そのバランスをとれるかどうかで決まるのだ。共感や同情のためには、自分はすべての人間と似ているという、共通した人間性への理解が欠かせない。性格の決定因子のうちいくつかは人類普遍の特質なので、人は皆他のすべての人間と似ていて当然だ。すべての人間の生物学的資質に、私たちが暮らす物理的環境に、また、作り出す社会や文化に、共通した特徴が存在している。私たちは、違っているよりも似ている点のほうが多いのである。

だが、本来人間は珍しいものや、個人、環境、社会を区別するような特徴に惹きつけられる傾向にあり、そのために人類共通の遺産を見落としがちだ。だが同時に、人はある人々と共通する何か、「共通の文化」と呼ばれるもの、を持っているという気づきが私たちにはあるはず

だ。多くの場合、このいわゆる共通の文化は国民性や民族性とされるが、現実には私たちは無数のやり方で、別の人々と経験、信仰、性質を共有している。

このふたつの視点のなかでバランスをとりながら、人は多くの点で他の誰とも似ていないということも認識する必要がある。個人の感じ方、ニーズ、行動様式にはその人に特有のパターンがあり、それは他の誰ともどこか違っており、まったく同じということはない。両親から受け継いだ生物的物質が独自の組み合わせを形成するというのがひとつの理由だが、より厳密に言うなら、成長による体の形成と、誕生後のさまざまな環境が作り出す状況の間で無数に連続的に生じる相互作用の結果、最終的に他の誰にもない独特な性格を持つことになる。

グローバルスキル・トレーニングの大半では文化的要素、民族性、国民性についての理解が非常に強調されるが、逆にこれがステレオタイプを生む原因となっている。

文化がたいへん重要だということには私も同意するが、しかし、人には差異よりも共通部分のほうが多く、文化の壁を越えて誰もが、人種や民族とはほとんど無関係の、生きるうえでの問題を気にかけていることを認識する必要性を私は訴えてきた。似ているか違っているかという議論は現実とかけ離れた二分法なのだ。

「違い」と「同じであること」は矛盾し合うわけではない。誰かの文化的背景を知るにはその両面を理解しなくてはいけない。言うまでもないが、文化集団を超えた共通の価値観という同一性を持ちながら、その価値観の表現方法には違いが存在するような場合ももちろんある。

何事にせよ、AかBかといった二分法に集中しすぎると、間違った方向に導かれる可能性がある。よく言われる個人主義vs.集団主義という二項対立についても同じで、各個人の中には程度の差はあれその両方の価値観が存在することを覆い隠しかねない。たとえば、日本などの集団主義文化で育った人は自己を抑えて集団の行動規範を守る方法を身につけているだろうが、個人としての自分を表現したいと切望するもうひとりの自己もおそらくいることだろう。

一九九二年のオリンピックで銀メダル、九六年には銅メダルを獲得した有森裕子が公の場で発言した「自分で自分をほめたい」という言葉は、多くの日本人が口に出してこなかった心情を表明したのかもしれない。

個人的にも私は、「私たちは違うより似ている、何にもまして人間なのだ」と強調するのはよいと感じてきた。ある人との関係を築こうとする時には、人間なら誰にとっても生死に関わる問題が重要だという基本的認識が根底になくてはいけない。共感を抱くことができるかどうかは、この共通の立場と、外見上の差異とは無関係に人々をつなぐ絆を感じられるか次第である。そのため、過度に違いを強調してよそよそしい対立感情を招くよりも、人としての共通性を強調しすぎて失敗するほうがましだと思うのだ。

これは人種や性別は見ない、と主張する人々がいう「カラー・ブラインドネス」とは異なる。違いは自然に目に入ってくるものであり、人は社会化の過程で、自然とそういう目に見える差異に価値や一定の想定を加えるように育てられているのだから、見ないでいることは不可能だ。

必要なのは、自分は違いを見ていると認めたうえで、その違いが相手の人生経験において重大な意味を持つ可能性があると認識することである。その現実を認めないのは、相手を侮辱する行為だ。ふたつにひとつではなく、両方の現実のバランスをとるべきなのである。「私と友だちになる方法を知りたい白人のひとのために」というパット・パーカーの詩の最初の二行には、この二重の意識を持つことの必要性が表されている。

最初にするべきことは、私が黒人だと忘れること
次にするべきは、私が黒人だとけっして忘れないこと (condor.depaul.edu)

敬意とは、相手が持つ複雑さのなかにその人を見ること、つまり、類似性と差異の両方を理解したうえでつながろうとすることである。敬意 (respect) の語源となったラテン語respicereは「見る」を意味する。そうあってほしいと望む姿ではなく、ありのままに見ることがその人を尊敬しているということだ。心からの敬意とは、権威を前にして見せる恐れや畏怖を言うのではなく、支配・搾取とは両立し得ない。私が誰かを愛するという時には、ありのままの相手との一体感であり、利用しようとして期待する姿を相手に求めたりすることではない。

「私たちはあなたを見る」という意味の南アフリカ共和国の表現、サウボナ (Sawubona) が伝

えるのもこれと同じメッセージだ。複雑さを増す世界においては、違いを越えて相手を「見る」ことが、個人的・社会的変容をもたらす生き方、在り方をサポートするコミュニティを作っていくのである。

私はフェミニスト理論家であるグロリア・アンサルドゥーアの先駆的著作を引用して、「スピリチュアル・アクティビズム」の必要性を説明している。これは、異世代間対話を介してさまざまな集団間に人種その他の分類を超える架け橋を作ることで、独立した単純なアイデンティティ分類から脱却しようとする思考方法であり、存在方法である。多文化社会と時代の複雑さのなかで暮らしていくには、地球全体を考慮した視野の発達が必要だということを彼女は気づかせる。

「私たちが目的とするのは、違いを利用して自分と他人を分離することでも、違いを塗り潰すことでもありません。私たちの多くが、民族、人種、宗教、階級、性、国籍以外の集団や社会的立場にも自分を所属させているのです。人はたいてい、自分が排除しているものによって自己定義をしますが、私たちは自分が包含するもので定義をします。人種や性についての社会一般の期待と一致しないようなハイブリッド性やあいまいさを持つ、境界を踏み越えている人々にたいして、皆がもっと普通でいられるようにならなくてはいけません」（Gloria Anzaldua & AnaLouise Keating『This Bridge We Call Home』）

自分が置かれてきた状況や被害者意識ばかりに心を向けることから踏み出し、もっと広い範囲での行為主体性へと向かうこと、つまり、自分たちが互いに、遠い国の誰かに、地球環境にたいして行っていることを問い直すような場所へと向かうことを、アンサルドゥーアは訴えかける。自分はあらゆる存在と共生関係にあり、考え方、ビリーフ、文化的価値などのイデオロギーの共創を担っていると気づくことが、協力して行動しようとの動機づけを生むというのである。

「自宅にこもって自分のグループから出ようとしないのは傷ついているからです。そしてそれは、成長を滞らせる行為です。架け橋を作るとは他者を締め出すことではなく、境界を緩めることです。それは、見知らぬ人にたいして心のなかからも外からも門戸を開く作業です。敷居を越えて踏み出すとなると、安全という幻想が剝ぎ取られることになります。なぜなら、私たちは知らない土地へと進むことになり、そこに安全な道は与えられていないからです。架け橋を作るとはコミュニティを作ろうと企てることで、そのために、あえて個人的・政治的・精神的な親密さに心を開こうとする、つまり、傷つけられる危険を冒さねばなりません。自分の家や集団、コミュニティ、国などの外側の人々にたいしていつ門戸を閉ざすか、それとも門戸を開いたままにしておくかを知ることが、架け橋としての効力を持つことになるのです」

「私たち」という感覚

私のクラスでも同じだが、架け橋というのは一方的にある集団の人が境界を越えて向こう側の集団に入るというものではなく、向こう側の集団もこちら側にやってくるということだ。そして、最終的には、「私たち」「彼ら」のような区別をなくしてしまう行為である。物の見方、信条体系、皮膚の色が違うことを理由に人を区分するよりも、その他者性を受け入れることで自分が変わっていく、そんなふうにして人々の他者性に敬意を払うということである。視点が多様になることは、単に視点が追加されたというやり方ではなく、相乗的意識とでもいうような、変容的性質を持った多重性を通して、対話を通して意識を広げ、視点を変えていくのである。

ローレント・パークス・ダロッツは、社会的責任感を発達させた人にどのような変容的学びが起こるのかについて書くなかで、南アフリカ共和国のリーダーのネルソン・マンデラを、つながりの意識を拡大させていったひとつの事例として取り上げている（Lourent Parks Daloz「Transformative Learning for the Common Good」『Learning as Transformation』）。

マンデラはもともと小さな村の小さな部族の出だった。しかし、大学時代にある別の部族の男性を友人に得て、自分を閉じ込めていた部族の生活や信念のしばりが緩み始め、アフリカ人としてのアイデンティティを意識するようになった。より大きな大学に移ってから交友関係はさらに広がりを見せた。学生時代の政治活動を通して、彼は文化・信条の異なる学生たちとも提携を進めるべきだと確信し、また、教授たちからはパン・アフリカニズムへのプライドを授かって、より大きなアイデンティティの源を得ることになった。その後、はじめてひとりの白人男性の友人を得たが、カラーにまったく注意を払わない様子の人たちの輪に加わるのは、恐ろしいと同時に爽快な経験であった。

マンデラの物語とは絶えざる自己意識の拡大についての物語であり、それが、南アフリカの人々すべてをひとつの共通の未来のなかに取り込むことへの非常なる献身にまで育っていったのである。

「私が責任を担うべきは特定の集団だけでなく、すべての同胞にたいしてなのだと気づき始めました。人生のあらゆる流れが私を部族から中心と思える場所、共通の目的を前にしてそれぞれの地域や民族への忠誠心が崩れ去った場所へと押し流しているように感じたのです」(nelson mandela.org)

のちに拘置所にて、マンデラはひとりの警官から親切を受け、また、ある看守への優しい気持ちを抱いた。こうした体験を経て、彼は自分を牢獄に閉じ込めている相手さえも分かち持つ、本質的な人間性への信仰を強固にしていった。他者の中の本質的な人間性への確信こそが、それまで「私たち」と「彼ら」に分かれていたものを「私たち」のひとつへと変えて、共通善に向けた活動を可能にするのである。

もっぱら私的な面に焦点を置いて、富の増加、いい生活、健康、その他の唯我・唯物主義的もろもろの利益の獲得を目標としているニュー・エイジのさまざまなスピリチュアリティとは違い、出発点は個人的だが、人間の根源的な相互連結性を認めてその先へと進もうとするのがスピリチュアル・アクティビズムだ。社会変革を目指すスピリチュアリティは、差異を認めながら共通性を主張し、この共通性を触媒として変容を招こうとするのである。「アイデンティティ・ポリティクス」と呼ばれるものが特定のアイデンティティ区分にしがみつくことを求めるのにたいし、時にはそれが必要となるとしても、そうした区分を手放すよう求めるのがスピリチュアル・アクティビズムだ。

ラベルにしがみつくのは破滅行為である。それは、自分を互いに分離する壁を打ち立てる行為である。それなのに私たちは各々のやり方で、世界を「私たち」と「彼ら」に分けている。これは非人間的プロセスで、恐れや暴力へと通じかねない。私にとって「彼ら」とは軍隊的なものだった。軍隊を邪悪で間違った、世界の破壊者だと考えていたのである。

私が軍隊のために働くようになった経緯についてはすでに述べたが、それはまったく人生観を変える出来事だった。いかに「彼ら」が自分と同じ普通の人間であるかを教えられたのである。彼らは生き延びる方法、人々を助ける方法について違う考えを持っていた。私はその考え方には賛成できなかったが、理解しようと励み、共感しようと努めた。そして、力による問題解決を試みることへとつながりかねない、同じような感情や考えは私自身の中にもあることを知った。

私が思っていたより、私たちはずっと似ていた。しかも、彼らは納税者たる私の軍隊でもあるのだから、私だって「問題」の一部であった。彼らのような考え方がどうしてなされるのかを理解しようと、私は深い傾聴を実践した。自分の信念はそのまま持ち続けたが、自己と他者の理解においてははるかに深い場所にまで辿り着くことができた。

社会正義に向けた取り組みでは、個人・集団が長期的に変化を遂げることが、重大な出発点となるが、人間の根源的な相互関連性を認めることが、そうした変化への欠かせぬ鍵を提供してくれると、私は経験から学んできた。もし、私たちが本来、相互に結びついているのなら、世界中でわが兄弟姉妹に影響を及ぼしている出来事や価値体系は、私にたいしても具体的な影響を及ぼすことになる。スピリチュアル・アクティビズムの主張によれば、私たちは皆、共に浮かび上がるか沈むかのどちらかなのである。

マインドフルになる、静かに座る、聴く、自分の内なる声の存在を感じる、それらができるようになるよう、私は学生を指導している。すると、自分はひとりであがいているのではない、独立し、分離しているのでもなく、互いにつながり合い、相互に依存しているのだということに学生は気づき始める。通りの先や、国境の南、海の向こうで起きていることに私たちは責任がある。

「私」も「あなた」もなく、あるのは「私たち」だけだ。この「私たち」が、アイデンティティがとる多くの型によって粉砕され、断片化され、多数のかけらへと割られてきた。こうした境界を越えて移動する新たな方法を作り出すうえで、スピリチュアル・アクティビズムが助けとなる。私たちは矛盾とともに暮らしながら、バランスをとらねばならない。

私の学生たちが経験するのも同じプロセスだ。彼らは性、人種、階級などのいろいろな方法で分けられている。最初のうちは自分たちの違いにばかり目がいくが、次第に似ている点を見ることができるようになっていく。類似したところはまったく存在しないと思い込んでいたところにつながりが築かれると、胸が躍り、孤独の牢獄から解放されていく。

私が教えるスタンフォードでの講座には、「自己と制度の根源的変容―人種、国、社会的・生物学的性差、階級の境界を越える」というタイトルのものがあるが、そこではつながりのための大きな障害のひとつである、人間の被害者意識の問題を扱っている。被害者意識は、私たちがある特定の他者とつながるのを可能にすると同時に、それ以外の人とのつながりを絶たせてしまうものなのである。

教室で境界を越えるひとつの方法となっているのが「つながりによる学び」だ。学生たちは個人的な物語を共有しながら、自分とまったく違うと思っていた人との間に新たなつながりを見るようになる。目に見える違いや傷を持つ人もいれば、それが隠されている人もいることを発見する。

「つながりによる学び」は実用的なスキルである。私は非常に危険な状況にあっても他者とどのようにつながりを結ぶことができるかを示す、ゴールマンが語った次の話を紹介している。

ある日、東京の郊外に向かう電車の中で酒に酔った男が暴力を振るうぞと脅して、乗客たちを震えあがらせていた。乗客のひとりには合気道をならう生徒がいて、先生の言葉を思い出していた。「合気道は仲裁の武道だ。戦おうとする心を持てば宇宙とのつながりを絶つことになる。人を支配しようとすれば、すでに負けている。私たちが学ぶのは争いを解決する方法であり、争いを始める方法ではない」。実際に合気道の術を使うしかないと、彼が心を整えていた時だ。彼はある声に驚かされた。

「よう！」

こう叫ぶ声には、大好きな友だちに思いがけずに会ったかのような、陽気な調子があった。酔った男は驚いてぐるりと向きを変えると、七〇代かと思われる小柄の日本人男性が、着物姿でそこに腰かけていた。老人は酔った男に喜びで輝いた顔を向け、軽やかな振りで手招きすると、陽気な声で「おいで」と言った。

男は当惑した様子で大またに老人のもとへと進み、「なんでお前と話さなきゃならねえんだ」と言った。「何を飲んでいるんだね」。老人は目を輝かせながら酔った男に尋ねた。

「酒だよ。お前に関係ないだろ！」。彼は怒鳴った。

「いいねえ」、老人は温かい口調で答えた。「私も酒が好きでね。毎晩、私と妻と、妻は七六なんだが、徳利に酒を温めて、庭に行くんだ。そして、古い木の縁台に座ってね……」。老人は裏庭と庭の柿の木の話を始めた。

その話を聞くうちに、酔った男の顔は緩み始め、こぶしは開かれていった。

「そうだな、俺も柿は大好きだ……」。その声は次第にしぼんでいった。

「そうかね」。老人は答えた。「で、きっとすてきな奥さんがいるんだろうねぇ」

「いや、妻は死んだんだ……」。酔った男はそう言うと、すすり泣きながら、悲しい経緯を語り始めた。自分は乳がんで妻を亡くし、次いで仕事、家とを失くしてしまい、どんなに自分を恥じているかを。一緒に腰かけて全部話してくれと老人が促すと、男は座席の上に寝そべった。頭を老人の膝に載せて。

人間関係へと応用された、合気道の美しい方法をこの出会いは説明している。合気道は、愛と同情をとりわけ危害を加えようとする人々へと広げる武道哲学として、植芝盛平《うえしばもりへい》が創始した。攻撃を受け止め、それを流して無力化する技を身につけることでこれを実行する。理想的な対立の解消法は、受け手だけでなく、攻撃するほうも傷を負わないこととされる。

人との関係においては、これぞまさに双方に益を生む解決だ。合気道は、相手とつながることでうまく機能する。それは「力（気）を和合させる道」であり、攻撃者の行動を最小限の努力で制するために、相手の動きに溶け込むというものだ。この物語が示しているのは、体を用いた体験的学びだ。攻撃者とつながることで、老人は彼のエネルギーを無傷で逸らすことができ、あわやという状況を制したのである。

つながりによる学び

私の授業は「つながりによる学び」を基盤としているが、これは誰かの意見のなかに弱点ではなく強みを探そうとするアプローチだ。もし弱点が見つかった時は、なぜそのような考えが出てきたかを懸命に理解しようと努める。意見の食い違いが大きければ大きいほど、共感、想像力、物語などを駆使して、どうすればそのような考えが生じ得るのか、その原因を知ろうとする。実際に相手の視点に立ち、相手の目から世の中を見ようとするのである。

誰かの考えを理解したいなら、その考えに判断を下すのを控えるようにしてほしいと、私は学生に言っている。私たちは共感と偽りのない敬意を互いに示すようにしているので、相手は自分の意見が求められている、アイディアを出したことが評価されていると感じているだろう。また、「信じるゲーム」と呼びながら、誠意をもって心で聴くことを奨励している。そうして互いの物語、ヴィジョン、目標について知るようになり、結果として大いなる協調が生まれ、創造性が次々と現れている。

こうしたアプローチは、厳しい競争環境によって創造性を潰しかねない、「単独での学び」を特徴とする文化や学びの場とは著しく対照的だ。競い合う必要も、頭が良いことを見せる必要もないと聞くと多くの学生たちはほっとする。しかしなかには、このアプローチが知識を生み出すということを、なかなか受け入れられない者もいる。

それはある意味当然かもしれない。世界に活力を与えるのは協力より競争だと考える文化では、批判的スタンスをとって、もっとも優れた主張を決定することこそが好まれる手順なのである。

私たちのアプローチは、相手の視点に立ち、相手の目を通して世界を見ること、ゲーテがいうところの「gentle empiricism（穏やかな経験主義）」だ。分析的にではなくホリスティックに物事を眺め、全体像をつかもうと励み、また相手を自分の中に受け入れて、共に眺め、感じるのである。

この結果、すべての人が対等に顔を合わせる公平な場が創出される。これは、多文化集団にとって特に重要なことで、欠かせないグローバルスキルだ。特定文化のルールを用いれば、その集団に参加する一部のメンバーがより有利になる。つながりによる学びの実践は、今まで隅に置き去られてきた者、沈黙させられてきた者、正規教育をあまり受けてこなかった者にも力を与えて、自分の集団に貢献することができるようにさせる。

人間の多様な経験のなかにつながる点を見いだすことがわれわれの望みだ。宮本エリアナとの対談で、『五体不満足』の著者である乙武洋匡《おとたけひろただ》は、これをうまく表現している（「乙武洋匡の自問自答」R25.jp）。母親が日本人、父親がアフリカ系アメリカ人の宮本は、二〇一五年のミス・

ユニバース世界大会の日本代表となり議論を招いた人物だ。

乙武：その点、私もエリアナさんも、ある意味とてもわかりやすいマイノリティじゃないですか。手足がなかったり、肌の色が違ったり。

宮本：そうですね。一目見てわかるマイノリティです（笑）。

乙武：ここまでわかりやすいマイノリティではなくても、この国で生きづらさを感じている人は多いと思うんです。一見マジョリティに見える人のなかにも、実は周囲との違いに悩み、それを押し隠して生きていたりするケースだってあるでしょう。でも、いろんな個性が認められ、受け入れられる社会になると、誰もが自分のことをオープンにして生きやすい社会になるはず。人知れず苦しみ、自分を隠しながら生きている人たちのためにも、まずは私たちのようなわかりやすいマイノリティが声をあげていくことが重要なのかなと思っています。

両腕、両脚を持たない乙武は、自分自身の経験と、肌の色が黒い宮本の経験をつなぐ線を描いている。それから、その円を広げて、自分は違うと感じており、違いの意識やそれを隠したいという思いに束縛されているすべての人々と自分を重ね合わせている。

私の授業では、これと同じやり方で、いろいろな形の目に見える差異を持つ人々の間を結ぶ線を引いている。そして次には、見えないところで自分は違っていると感じている人たちを加えることで輪を広げている。ヴァルネラビリティとオーセンティシティのスペースを作ろうと努める。すると学生たちの間にはコミュニティ意識が生まれる。彼らは安全な場所にいると感じることで恐怖心を克服し、深く私的な物語を打ち明けて他者へと自己を開いていく。そして、自分たち相互の関係性に気づくことができた時には、自分たちの間の境界を越える体験をして、感銘を覚える。ある学生はこのように話してくれた。

「この授業で特に持ち帰りたいもののひとつが、私たち皆がつながっていることへの感謝です。授業中、あまり知らなかった人と話し合った時、その人の考えに全面的に賛成や理解はできなくても、少なくともその話にはなんとか共感できたことは驚きでした。本当に多くの人がよく似た状況を経験して、同じ苦悩を抱えていました。つながることができる大きな潜在性を秘めながら、知らない人という概念にまとめられてまったく見えなくなっている人がどれだけいることかと考えると、ただもう驚きです。ですから、私は新しい人に進んで手を伸ばしてもっと出会いたいと思うようになりました。授業での一番の教訓は、他人は危険でも怖い存在でもないということ。ほとんどの人は私を傷つけようとするのではなく、本人は気づいていなくても、私にとってもその人にとっても癒やしとなるということです」

エクササイズ4

1 よく知っている苦手あるいは嫌いな誰かを、家族・友人以外に思い浮かべてください。
2 その人と自分との共通点（どんな共通の性質や経験があるかなど）を考え、書き出します。
3 できたリストをよく見ます。
4 目を閉じて深呼吸をし、その人を頭に浮かべ、その人について自分がどう感じているかに気づくようにします。

第5章　聴く力（The Heart of Listening）

心の耳で注意して聴きなさい。

聖ベネディクト

キヨ・モリモトとの出会い

医師を目指していた私だったが、結局は選んだのは違う道だった。医療に対する自分の関心が、科学的側面よりも人間的な側面にあると知ったためだ。私は人のそばにいたいと思ってきた。話を聴いて、できるなら楽にしてあげるのが望みだった。

そして、臨床心理士になるためにハーバード大学の大学院に入学することとなった。第1章で述べたが、指導を受けた教授のなかにいたのがキヨ・モリモトだ。第二次世界大戦中は陸軍に入隊し、その後大学へと進学した日系二世で、最終的にはハーバード・カウンセリングセンターのセンター長となった人物だ。プログラムにいた日本人は私たちだけだったこともあり、出会ってまもなく私たちには絆が生まれた。また、彼は素晴らしいメンターであると私は知るようになっていった。思いやりの心と人生経験から得た智慧によって、私を導いてくれた人であった。

彼のカウンセリング方法は聴く力を基盤としていた。私たちにできるもっとも重要なことは、その瞬間に完全にクライエントとともにあることだというのが彼の信条だった。自己、自分という存在、われわれという人間の存在こそ、私たちが提供できる最上のものだというのだ。

「聴きなさい」。彼はよくそう説いた。

私たちは頷いた。「わかりました、聴いています。では、他にはどうすればよいですか」

キヨは決まってこう答えた。「いや、君たちは聴いていない」

それにたいして、間違いなく聴いていますと私たちは答える。こうしたやり取りが二、三度続くと、学生たちは苛立ちを感じ始める。

ついに、学生のひとりが立ち上がって尋ねた。「先生は聴くようにと繰り返しておられますが、どうやって聴けばいいのですか?」

こう質問した学生は憤激した様子だった。周りを見渡すと、彼は多くの他の学生の苛立ちを声にしたのだと感じられた。私は心の中でこれは良い質問だと考えた。どうやって聴けばよいのだろう？

若いカウンセラーの訓練中にこうした状況には何度も遭遇してきただろうが、それでもキヨの顔には失望が浮かんでいた。話を聴く大切さを教えようとしているのに、学生たちはどうやったらよいかわからないようなのだ。聴くという行為はともすれば簡単だと思われがちだが、実際にやってみると難しい。他の人たちの話を聴かねばならないことはわかっているが、どうすればよいのだろうか。本当の「聴く」とはどういうことなのだろうか。

この問題を考えていたある晩、私は日本語の本を読んでいて、まるではじめて見たかのように「聴く」という文字に気づいた。そして、それが聴くという行為の本質をいかに表しているかを知って驚嘆したのである。

「聴」という文字

驚くにあたらないが、ここには「耳」の文字がある。聴くためには耳を使って話を聞くものだ。もちろん、言葉にかぎらず、話し方、声の調子、話の滑らかさなどもそこには含まれる。それから、この漢字には数字の「十」と「目」も入っている。ふたつが合わされば、視覚を最大限に活かすという意味になるだろう。

コミュニケーションの実に多くの部分が非言語で行われることを考えれば、聴くためには耳だけでなく、他の感覚が求められるとわかる。本当に鋭敏に聴こうとすれば、言葉以外の数種のコミュニケーションを意識することが必要なのである。沈黙や身振り、表情や体勢などもメッセージを伝えるのだから、こうしたさまざまな、時には矛盾し合う情報源を組み合わせて意味を解釈する仕事が聞き手に課せられている。話し手が途中でためらうことがあれば、その様子が話し手の感情について多くを物語る。声の抑揚についても同じだ。ある点を強調して大きな声ではっきりと話し、他の部分についてはもぐもぐ小声になっているかもしれない。私たちはまた相手の手の動き、目の動き、呼吸といったものにも注意するべきだ。これらすべてが話し手のメッセージの全容を伝えるのである。

この漢字の古い形「聽」には、「王」という文字が含まれている。王とは家臣から報告を受ける立場にある人物なので、よい聞き手でなければならない。そこには「一」もあるが、注意をひとつに集中する重要性を表すものだろう。「聴く」には「口」の文字は見られない。話したいというわれわれの思いがしばしば聴く力の妨げとなっているからだろう。時には、聴いている感じがしなくて、つい口を開いてしまうこともある。しかし、本当の聴くとは沈黙において生じるものだ。確かに、適した質問を発するべき時はあるが、相手の話が言い尽くされるように途中で口を挟むことは控えるべきなのだ。

私がもっとも感銘を受けたのは、この漢字に「心」という文字が入っていることだ――私たちは心で聴くのである。これが、相手の思いを感じる「共感」や、その苦しみを軽減できないものかと心を動かされる「同情」の基となっている。

もしかすると私たちの聴く力とは心臓の拡張機能のように作用するのかもしれない。緩和して拡張する時に心臓が血液を受け取るように、自らのなかに空間を作って、患者の伝えることを受け取る。そして、ちょうどポンプのように心臓が体中に血液を送り出すのと同じように、私たちも患者をもっとよく知ろうと外へ向かうのだ。ハート（心、心臓）は人間に備わっている開かれた受容的部分であると同時に、世界へ積極的に拡張するための起点なのである。

日系一世の両親に育てられたキヨは、日本語の会話は理解しても漢字を読むことはできなかったので、私は「聴」についての発見を彼に説明した。すると、キヨもまたこの漢字が「聴く」ことの本質を表していると感じ、私は翌日の授業でこの発見を他の学生たちに話すこととなった。英語を使って自分たちがなんとか理解しようとしていた「聴く」ことの本質を、漢字が見事に表していると知って、学生らもまた畏敬の念に打たれた。

このように多方面からの考察を行い、私たちは本当に聴くというのがいかに複雑であるかを理解していった。本当に聴くためには、心が注意散漫になるのを克服し、評価、分析、解釈、診断、処方などをしようとする欲求を乗り越えて、ただ全身全霊を相手に注ぐことが求められるのである。

誰にとってもこの意味を理解するのは有益だが、ハーバード大学のカウンセリングプログラムの学生たちのように誰かの役に立ちたいと願う人は特に知っておくべきだ。人を助ける職業に就くなら、プロ意識が高まるにつれて人の話を聴くなど時間のムダだと感じがちだが、そういった誤った考えと闘わねばならない。そして、患者の説明に傾聴するだけでなく、それを受け入れたうえでケアに取りかかる必要がある。傾聴によって私たちは相手のニーズや要望、さらにその苦しみを理解する。すると、心という点では相手も自分と何ひとつ変わらないことに気づき、相手を思いやることができるようになる。

良い聴き方とは、話の内容はもちろん、そこにある感情も含めて意味全体を聴くことである。言葉を持たぬ苦しみが内側に閉じ込められていることは多い。心と心で聴くことによって、私たちは「聴いて人々に語らせる」ことができるのだ。怯えて沈黙を保ちながらも、その奥で、人は自分のなかの感情や思いを見つけたいと願っている。それを誰かに話して、聴いてもらいたいと思っている。そうした思いが声に発せられる前ですら耳を傾けるようにしたい。そうすれば、相手はいつか正直に自信を持って話してくれるようになるだろう。

話す余地を作り、相手の存在を意識し、注意を向け、敬意を持って接することも大切だ。そのためには相手が黙るたびにあわてて話し出してはいけない。また、威圧的に、自分が聞きたいことを言わせるよう仕向けてはいけない。真実を聞いてくれる期待が持てそうな人だと認識してもらえるように、相手の世界に共感しながら入っていくのだ。

聴くという贈り物

認められてはじめて傷は癒える。

ルーミー（『The Illuminated Rumi』より）

人生の早い段階で聴く力について学ぶことができた私は幸運だっただろう。日本人の母が沈黙を通して気持ちを伝えるのを教えてくれたのにたいし、アイルランド系の父が教えてくれたのは言葉の力だった。父の隣に腰かけながら、物語を通して人がつながり得ることや、話し手と同じく聞き手も重要なのだということを私は学んでいった。

それから数年経って、話を聴くことが職業にすらなり得ることを知るようになった。さらに、人々を理解して感情を穏やかにすることができる私の能力は、対人関係において貴重なものであることに私は気づくようになっていった。私は次第に、人々が深刻な感情的問題を抱えた時に、頼りにされる人間になっていった。

ずいぶん早い頃から私は医者になろうと決めていた。そこで、チャンスが訪れるやいなや病院で働き始めたのだが、一五歳で得た初仕事は用務員の仕事だった。病院の中では一番下とされる仕事で、医者とは程遠いものだった。担当したのは病院の汚れ仕事だった。そこでは、汚物を片づけねばならなくなると私が呼び出された。男性患者を身ぎれいにする仕事も何度も引き受けたが、たいていは四肢麻痺の患者で、トイレを我慢したり使うことができず、また自分で拭き取ることができなかった。

彼らは恥ずかしそうにしていたので、私は拭き取って洗っている最中はおしゃべりをして、たいしたことではないように、自然に振る舞おうと努めていた。気にしていないかのように、まるで臭いは気にならないかのように、あるいは臭いなんかしないというように。そして、彼らが身ぎれいになるだけで自分は気分がよいのだと見せようと努めていた。

呼び出しを受けることは他にもあった。救急処置室（ER）からは、遺体を受け取って安置所に運ぶために私が呼び出された。手術室からは切断された体の一部を運び出すために呼び出された。救急処置室から手術室へ、ベッドからトイレへ、ベッドからストレッチャーへ、ベッドから車椅子へ、車椅子からベッドへ、誰かを移動させる際には私が呼ばれたのである。

病院中のいたるところから呼び出しを受けてはいたが、私の配属先はリカバリー室で、脳卒中や事故によって手足を動かせなくなった人を助ける部署だった。朝一番の仕事は患者が体を洗うのを助けることだったが、自分で動けない場合は、ベッドにいながら私が彼らを入浴させ、クリームを肌にすり込み、少しばかりマッサージをしていた。患者たちはこれを喜んでいた。それから食事をとるのを手伝い、朝食後にはベッドから動かし、作業療法や理学療法へと連れて行った。

患者とはずいぶんと長い時間を過ごした。そのなかにはまったく口をきかない人もいた。マレックさんもそのひとりだったが、しかめ面をし、その顔には失望と苦々しい苛立ちだけが表れていた。だが、他の人たちは何かしら話す物語を持っていたので、私は聴いた。体を洗う間、病院内を移動する間、私はよく彼らに質問をしたし、彼らは話してくれた。そうして彼らの人生について多くを知るようになっていった。ナースステーションを通り過ぎる時には、看護師たちが患者について話すのをよく耳にした。医師たちはいつでも患者の担当は自分たちで、自分には豊富な知識があるように振る舞っていたが、実際患者に何が起きているのかを把握しているのは看護師たちだった。医師がやってきては去っていくのにたいし、看護師は毎日患者のもとにいた。

だが、そんな看護師でさえ知らないことを、私が知っていることがたびたびあった。たとえば、ジョーンズさんが意気消沈していた理由については看護師はみんな間違っていた。私は言ってやりたかった。「ジョーンズさんが今日どうして動揺しているのか、僕は知っていますよ。治療のことでへこんでいるわけじゃありません。娘さんが昨日までにお孫さんを連れてくると約束していたのに、来なかったからです」

しかし、彼らが私に何か知らないかと尋ねることはなかったので、私が話したことはなかった。どのみち、私の言うことなど聴いてくれなかっただろうと思う。彼らは医師のように傲慢ではなかったが、それでも、私は用務員にすぎなかった。

チャンスがあるたび、私は患者の部屋をうろついていた。人生の思い出話にふける人がいた。痛みに愚痴をこぼす人や、人生の残酷さ、不公平さに憤る人もいた。「どうして俺なんだ」、私が答えられないと知りながらもよくそう尋ねられた。人生に疲れ果て、重荷にはなりたくないし、本当に死んでしまいたいと打ち明けられてショックを受けることさえあった。私はただそこに腰かけて話を聴いた。なんと言ってよいかわからずにいたが、誰も気にしていないようだった。

私は数多くの良い話を耳にし、数多くの良い人に出会ったが、ずっと用務員でいることはできなかった。より高い給料と手当の仕事の話がきたので病院を辞めて、ある工場で働き出したのだ。医学部へ進むために私にはお金が必要だった。それに、用務員としての仕事は好きだったが、私や私の仕事を重視する人は誰もいないように感じていた。

その後、私のキャリアは別の方向へと進み、心理療法士になった。今となれば用務員として私がそばに座っていた患者たちが私の役割を大切に思ってくれていたことがわかる。彼らの話を聴くことで、私は彼らとその苦しみを認めていたのだ。患者の話を聴くという職に就いた今だからこそ、用務員だった頃の自分は結局のところ何か重要なことをしていたのだとわかるのである。

聴くことで与えられる

話を聴くことで自分は患者に何かを与えていると気づいた私だったが、さらに謙虚な気づき――聴くことによって実は自分がどれだけ多くのものを与えてもらっているか――を得たのはその後のことだった。

トモコという少女がいた。彼女は一二歳で、珍しい種類のがんによる辛い症状にひどく苦しんでいた。がんは彼女の体を恐るべきスピードで蝕みつつあった。増加する痛み、夜の恐怖についてトモコは話してくれた。私に描いてくれた絵には、黒い紙の上に海を漂う一隻のボートが描かれていた。彼女の足は冷たく、弱々しくなり、私は両手で温かくなるまでさすった。

トモコは、健康で学校とスポーツが大好きだった頃の話をしてくれた。しかし、腰の痛みがずっと続くようになり、ある最悪な日に、自分はがんだと聞かされた。がんはすぐに背中へ、肺へ、ついには脳へと広がっていった。それでも、いつかはがんを克服すると信じ続け、治りますようにと祈り続けたという。

奇跡的治癒への祈りは叶えられなかった。だがトモコは言った。神様は神様なりのやり方で私たちの願いを聞き届けるもの、そう受け入れられるようになった、と。彼女は自分の苦しみはあらゆる苦しむ人々への恵みなのだと言って、この恵みによって人々に苦しみに耐える勇気が与えられるようにと願っていた。そして、怯えた私の目をじっと見て、こう言った。

「ほら、人は誰でもいつか死ぬでしょ。ただ、いつなのか、なぜその時が自分に選ばれたのかわからないだけで。神様はちょっとだけ私をここに送って、今はそばに戻したいと思っているのよ。私はただこの地で自分に残された時間で、他の人のためにできることをしたいの」

私は何も言えずにトモコとともにそこに座っていた。彼女の驚くべき智慧にたいして畏敬の念を抱き、自分は並々ならぬ精神の前にいるのだと意識していた。私には残酷な運命にしか見えなかったものをトモコは受け入れていた。私が耐えがたいと思っているものに、彼女は耐えていた。彼女は私が信じられる限界を超える勇気を見せていた。

一年ほどがんと闘った末、トモコはこの世を去った。彼女からもらった絵は今でも私の手元にある。彼女がしてくれた話もそうだ。時々、暗い思いを抱いたり、現実や可能性について恐れを感じるような時には、私は彼女を思い出す。

彼女は暗闇に向き合ってどんなに勇敢だったか。そう考えると気持ちが持ちあげられる。私には彼女からの贈り物——彼女の物語という贈り物が感じられる。いかに生き、いかに死ぬべきかという彼女の智慧が感じられる。彼女がそうしたように最後まで十分に生きる以外に、彼女に感謝する方法があるだろうか。

何年にも及ぶカウンセリングの経験から得た偉大なる教訓のひとつは、最初に用務員として学んだ、ただそこにいて聴くことが贈り物となるということだ。相手の問題を解決しようとするより、判断を加えずに受け入れる。思いやりによるケアを強調し提供しようとする私を、この洞察がいつも励まし、力づけてくれた。

聴くことで恩恵を受けるのは患者だけではないと、私が気づくのに、私は多くの時間を要した。「もちろん、あなただって前とは比べ物にならないぐらい豊かになっているわ」と、ある友人から言われたことがある。誰にでも物語があると知って、大いに心揺さぶられた看護師時代の経験から出た言葉だった。「上流社会の中で自分をどんなふうに見せていたって、入院すればガードが下がって、すぐに魂を吐き出すようになるのよ。それはいつだって痛切で、屈辱的で、それを共に味わわせてもらえるのは本当にありがたいことだわ」

確かに自分自身を振り返ってみても、誰かからの物語という贈り物のおかげで、どれほど豊かになってきたことだろうか。私たちの出会いはちょっとしたドラマで、患者と介護士がどちらも教える立場になる。物語は彼らから私たちへと渡される。私たちが敬意を表し、完全な注意を払って耳だけでなく、その目と心で聴こうとすれば、その物語が贈り物となって届くのである。

人々との出会いから一番得をしているのは私ではないかという思いが、少しばかり皮肉を伴って、心に浮かぶことがよくある。彼らの物語によって癒やされているのは私なのだ。彼らが望みを見いだすのを助けながら、私自身が望みを見つけている。物語を語ることでこれまで何度、患者たちが私を介抱し、私の恐れをなだめ、罪の意識から解放してくれたであろう。

病み苦しむ人のためのカウンセリングを行うという任務を授かったのは私だが、私が対面するのは私がまったく無知で知る必要がある何かを経験している人なのだ。私のなかの声が問いかける。「彼らはどのようにそれをしているのだろう。そのような状況でどうやって生きているのだろう」。すると、彼らの物語が私に答えをくれる。

沈黙を聴く

子どもの頃、母が日本語の「以心伝心」という言葉を使うことが時々あった。これは「考えたことを心が語る」「心を使って心を伝える」というような意味だ。別の言い方をすれば、言葉を話さずに心と心で、互いの心で伝え合うということである。また、母は「一体感」という表現も使っていた。「ひとつである感じ」のことで、言葉に頼らずともわかり合えるという母の思いを表している言葉だ。

これらの言葉を聞くのは、たいてい母の言ったことを私がわかっていなかった時だった。母の期待通りの行動をとりたくなかった時、「はっきりそうしなさいと言われなかった」というのが私の言い訳だった。しかし、この説明に母はまったく満足していなかったと思う。

母の苛立ちは、アメリカ人である父とのコミュニケーションではさらにひどかった。今でもはっきりと覚えているが、ある日、朝食のテーブルについている時に母が言い出した。

「窓が汚れているわねぇ」

父は新聞とコーヒーから一瞥《いちべつ》を投げると、「そうだな」と言った。

母は繰り返した。「しばらく掃除していないからね」

父はもぐもぐ言った。「そうだな」

私たちは学校に行き、母は仕事に出かけ、父は家に残っていた。

その日の夕食時、母は機嫌が悪かった。ついに父が尋ねた。「どうしたっていうんだい」

母は「別に」とだけ答えた。

父は続けた。「いや、明らかに何かあるだろう」

母は「何も」と言い張った。

しかし、それは嘘だと父は知っていた。「何もじゃないだろ、トシ。どうしたんだい」

ついに母は態度を和らげた。「わかっているでしょ」

父は首を振った。「いや。言ってくれ」

母は言った。「あなた、窓をきれいにしてくれなかったわね」

父は反論した。「しなかったよ。頼まれていないんだから」

「頼んだわよ」。母は言った。

「いや、頼まれていないよ」。父は言い張った。

母も負けなかった。「頼んだわよ」

「いつだい？」父は聞いた。

「今朝よ」

「なんて言ったんだい？」

「『窓が汚れているわね』って」

「あぁ、そうだったね。でも、それは窓を掃除してくれと頼むのと同じじゃないだろう」

「私は『しばらく掃除していないからね』とも言ったのよ」

「窓を掃除してほしいなら、はっきりそう言ってくれなくちゃ。『窓を掃除してくれ』ってね」

母はついに怒り出した。「もう、どうしてそんなに馬鹿なの！　私は窓が汚れてるって言ったのよ。どうして窓を掃除しろなんて言わなきゃならないの。窓が汚ければそうするものだって誰でも知ってるわ」

子どもの頃にはこうした両親の会話を奇妙な当惑を覚えながら黙って聞いていた。何が問題なのか私にはよく理解できずにいた。こんな単純なことをなぜ二人は伝えられないのだろう。

数年後、日本で何年か暮らし、異文化間コミュニケーションを学ぶようになってから、そうした単純なやり取りの際に二人の間に何が起きていたのかをいくらか理解するようになった。

一九二四年生まれの母は少女時代を厳格な家庭で過ごした。先祖が旗本だった祖父が一家を統括し、娘たちは黙っているものとされていた。子どもらは巧みに微妙かつ遠まわしにほのめかす技を教え込まれており、無意識の手がかりを読みとり、言われずとも理解することができた。より繊細かつ深遠なる感情を表すのに、しばしば言葉は不要、あるいは不適切とされていた。

一方、アイルランド系移民の両親にアメリカで育てられた父は、適当な言葉を見つけることさえできれば、どのようなことでも言い表せると教えられていた。彼は辞書を傍らに置いて暮らし、貪欲に本を読み、読みながら絶えず辞書をひいていた。彼のユダヤ・キリスト教文化では、言葉は神聖なものとされていた。聖書はこのように始まる。

はじめに言《ことば》があった
言《ことば》は神とともにあった
言《ことば》は神であった

（ヨハネによる福音書１：１）

言葉にたいする母と父の価値観は違っていた。母は「あまり率直であろうとすべきでない」と信じていたし、父は「できるだけ率直であるべきだ」と考えていた。ともかく、文化的説明ではそういうことになる。だが、二人とも自分ならではの癖も持っていた。文化的背景がどうであれ、「個人」でもあった。実は父は母の望みを理解しながら怠けただけではないか、窓掃除をしたくなかっただけだったのではないか、と勘ぐってしまうことが時々ある。

私が育ったアメリカ社会では、今日もなお、父のようなコミュニケーション法は受け入れられ尊ばれているが、母のやり方は認められていない。私自身、これまで同輩のアメリカ人から間接的すぎる、質問にはっきりと答えていない、自分の意見や考えを述べていない、といった批判をたびたび受けてきた。

しかし、健康や教育といった分野や、言葉が十分に意思を伝えるとは限らないグローバルな異文化間世界において聴くことの重要さが認識されている今、母のようなコミュニケーション方法が良さをますます認められつつある。マインドフルネスが重視され出した結果、こうしたコミュニケーションの方法がより多くのアメリカ人に受け入れられ始めているのだ。

子どもの頃の私は、このように母が言葉を率直に使わないで思いを伝えていたこと、子どもたちにもそうするよう望んでいたことに感銘を覚えていた。私が、母はけっして「I love you」と言わないと周りのアメリカ人に告げると、たいていなかなか信じてもらえない。だが、母にはそうする必要がなかったのだ。言葉に表されなくとも子どもたちは彼女の愛情の深さを理解していた。このような共通理解は繊細で、誠実で、美しいものだと母は教えてくれた。私は非言語コミュニケーションに敏感になり、暗に示すという伝え方を理解できるようになった。そうして沈黙を誠実さと結びつけて育っていった。

間と沈黙

私はのちに、母の信念は禅宗に起源があることを知った。禅宗では話し言葉よりも沈黙が奨励される。悟りはそれを語ることでは得られないと信じられているからだ。禅の詠唱を学んだ結果、私は言葉の空虚さに気づくようになった。これを示す良い例が、沈黙とも関係している「間《ま》」という概念だ。「間」とは言葉と言葉の間の空白（あるいは沈黙）を意味する。音楽ではそれは音と音の間の空白であり、つまり音楽は演奏される音とその間の沈黙の両方で成り立っている。

間と沈黙は、わずか一七音節という、世界でもっとも短い文学形態である俳句のなかにも明確に表されている。日本の多くの伝統芸術のように、この「沈黙の文学」も引き算の美学、少ないほど豊かさが増すという原理を基にしている。文学において言葉は見事な表現力を得るために注意深く選び出されるが、俳句では、まるで最大の美は語られなかったものにあるかのように、何もない空白のなかにも表現がある。ごく限られた言葉と空白のなかに、作者は奥深い心情、美意識、自然観、哲学を込めるのである。

現代の俳人である黛《まゆずみ》まどかは次のように語っている。

「俳句の一番深い感情や感覚は一七音そのものにあるのではなく、語られないままにされているること、空白にあるのです。俳句の言葉は、読み手が空白を埋めて詩の感情を再現し、ハートにある真実を暴くための手がかりに過ぎません」（「The Heat of Japan」tokyofoundation.org）

禅僧のティク・ナット・ハンは、沈黙の意味についてこのように説く。

「マインドフルネスの実践中は話をしないものです。外部との話だけでなく、内側でも話したりしません。内側で話すというのは考えること、つまり心の内で延々と続く心の会話です。真の沈黙とは会話の停止です。これには、口を使うものも頭を使うものも含まれます。ですが、これは私たちを抑圧する沈黙ではありません。それはたいへん優雅で、力強い沈黙です。私たちを癒やし、養う沈黙です」（Thich Nhat Hanh『Peace is Every Step』）

論理、ディベートに大きな価値を置くアメリカ社会では、沈黙を味わうのは難しい。論理は言語を通してアメリカの文化に組み込まれている。日本語では主語や目的語が落ちることが多いのにたいし、その両方が明確に述べられ、はっきりとした論理構造を持つのが英語だ。アメリカ育ちの私は、アメリカ人が日常会話においてさえ論理的であることを重視する点を、しっかり自覚するようになった。物事を分析して論理的に説明する能力は教育を受けた重要なしるしとみなされ、考えを論理的に述べられなければ軽蔑される。

私がこれまでの人生でアメリカ人に言われ続けてきたのは、いかに言葉が足りないか、不十分か、説明が少なすぎて、沈黙が多すぎるかであった。黙っていれば批判を受けたし、君と話すと落ち着かない気持ちになる、イライラする、あるいは話さないせいで頭が悪いように思われるぞと言われることさえあった。そのため、あるメンターが私に特有のコミュニケーションを認め、尊重してくれるまでは、自分が大学教授になるなど思いもしなかった。

自分のコミュニケーション様式が日本の芸術・哲学に根ざしていると理解してからは、私はそれを評価する力を得た。これは論理的・分析的に評価されるようにはできていない、貴重な視点なのである。たとえば、俳句は俳人の考えや感情を論理的に表現するものではない。また、因果関係や論理的根拠や過程を扱うものでもない。その目的はイメージと感情を呼び起こすことで、読み手を俳人の世界に招き入れ、俳人の観点を分かち合うことだ。こうした日本文化においては説明などほとんど意味をなさず、むしろ多くの場合には説明されないことこそ好まれるのである。語らずにおくことで、想像力が開花する余地を与えるのだ。

偉大な俳人である松尾芭蕉の言葉にはこのようなものがある。

「謂《い》ひおほせて何かある」（すべてを言ってしまって、そこに何があるというのだ）

この日本文化の在り方を私はスタンフォードの教室に持ち込もうとしている。そして、授業の最初から間と沈黙を奨励し、こういうコミュニケーションもそれまで学んできたアメリカ様式と同じぐらい重要だと考えてほしいと伝えている。

といっても、これはなかなか難しいことだ。従来のやり方を見事にこなすことで報いられてきた学生たちなので、そのやり方が自分の価値観であり習慣となっている。それでも私は、ペースを落とすように、もっとよく聴いて、話す量を減らしなさい、と告げる。話さねばならないという思いを手放し、かわりにマインドフルになり、聴いて考えてみてほしいと伝える。

「何も言わなくていいんだよ」と、私は学生たちに言う。「話さないからといって君らにたいして否定的な判断はしません。聴いていることで肯定的に君らを判断します」

すると、驚いたことに、スタンフォードの学生たちはこのメッセージや学習方法を実に喜んでくれるのだ。話さねばならない、分析しなければならないという強い社会的プレッシャーから解放されたと感じるのだろう。こうして彼らは重要な異文化対応スキルを、沈黙というあいまいさに不安なくつきあえる能力を身につけていく。また、聴くという行為から本当にどれだけ多くのことが学び得るかに気づくようになる。

ナラティブ・メディスンとナラティブ心理学

物語を受け取り、それを十分に理解することが治癒なのです。その結果、客人はホストの目のなかに、自分を現在へと導き、これから進むべき方法を示す、その人ならではの在り方を見るのです。

ナウエン（Henri Nouwen『Reaching Out』）

私はスタンフォードでナラティブ・メディスンとナラティブ心理学の講座も担当している。物語を作ったり他の人の物語を聴いたりしながら、人間はどうやって体験を扱うのかを学ぶ。こうした臨床分野では、それぞれの患者がどのようにして病気になったのか、治癒のために何ができるかを説明するイルネス・ナラティブと呼ばれるものを持っている。話を聴いて問題を理解し、助けを提供することが臨床医の仕事である。

先に述べた通り、カウンセリングでは聴くことに大きな比重が置かれている。キヨ・モリモトは人との関わりにおいて、創造的に、能動的に、繊細に、正確に、思いやりを持ち、価値判断を控えて聴くということが重要だと強調した。また、人間中心アプローチによる治療の創始者であるカール・ロジャーズは、人間のなかに変化を生み出す重要な方法として「アクティブ・リスニング」という考えを持ち込んだ。そこでは、話し手の内側に入り込み、相手の立場からその人が伝えようとしていることを理解することが求められる。さらには、自分が相手の立場から物事を見ていることを、話し手に伝えなければならない。

ロジャーズは言う。「話し手につねに耳を傾けることで、相手にこう伝えることができます。『ひとりの人間として私はあなたに関心があり、あなたの感じていることは重要だと考えています。あなたの考えを尊重しますし、たとえ私には同意しかねるものでも、あなたには妥当なのだとわかっています。あなたにもきっと貢献すべきものがあると思います。私は、あなたを変えよう、評価しようというのではありません。あなたのことを知りたいだけです。あなたの話は聴く価値があると思っており、そして、私はあなたが話しても良いタイプの人間だということを知ってもらいたいと思っています』」（Carl Rogers『On Becoming a Person』）

聴くことはカウンセリングにおいてのみならず、他の健康・医療場面でもきわめて重要だ。

私の同僚であるスタンフォード大学教授で医師のドナルド・バールは、医師として彼が出会い、試しにじっくり話を聴いてみたある女性患者の話をしてくれた。ふだんはすぐに、しかも頻繁に話を遮ってしまいがちの彼だったが、そうせずに聴いてみようと決めたのだ。二二分ほどして、その女性はついに話すのをやめた。

バール医師は話のなかに気になる点があったので、すぐに検査を行うように指示を出した。結局、この女性は一日中病院にとどまることになり、憂慮すべき検査結果が出て、がんがかなり進行していると診断された。バール医師はこれを女性に伝えねばならなかった。しかし、驚いたことに、彼がこの悲惨な状況について伝えた時、彼女はけっして忘れられないことを言った。「いいんですよ、先生。今日はこれまでで最高の診察でした。私の話を聴いてくれたのは先生がはじめてです」

この患者のように、話を聴いてもらえない経験を持つ人は多く、そのせいでどう感じるかは皆よく知っている。話の一部分しか聴いてもらえなかったり、途中で何度も遮られたり無視されたりすれば、誰だって話すのをやめてしまう。それが続くと自分のことを気にかけてくれる人などいないと思い始め、失望、鬱、怒りが生まれてくる。

聴くことには想像を超えた癒やしのパワーがある。よい聞き役になるには、相手のメッセージに心を開いて質問をし、話の内容に集中しながら、敬意を持って相手に接するとよい。うまく聴くのは難しいことだが、新しい考えを知り、考えを共有させてもらえるチャンスを手に入れるなど、相手との関わりから得られるものは大きい。家族や、仕事の同僚も含めて、よい人間関係を構築できる優れた聞き手でありたいものだ。

十分に話を聴くことができた時には、世の中を相手の視点から見られるようになり、ふたりの間の緊張を減らし、問題を解決し、トラブルを未然に防ぐことができるようになる。自分の抱えている悩みを話した時に、相手が価値判断を挟まず聴いて受けとめてくれれば、気分が良いことは直感的にわかる。話を聴いてもらって精神が浄化され、癒やされるように感じ、それが精神的幸福に寄与してくれたという体験を誰もがしてほしいと思う。

ティク・ナット・ハンは、思いやりを持って聴くことによって、私たちは個人の苦しみを終わらせ、戦争に終止符をうち、世界をより良い方向へ変えることができると説く。

彼は、自己や他者についての誤った認識が恐れ・怒り・失望を生み出し、衝突・戦争・暴力を引き起こすのだと警鐘を鳴らす。もし私たちが相手の苦しみを本気で知ろうとすることから始めるなら、相手も心を開いて自分の思いを語ってくれるようになるだろう。すると、自分自身の認識のみならず、相手の認識をも新たにする可能性が生まれてくる。

彼の言う深い傾聴においては、聴く目的はひとつだけ、つまり、相手の心をすべて出させてやることである。同情心を持って聴くと、相手に苦しみを減らす機会を与えることになる。これによって相手が変わるわけでないとしても、共感とコミュニケーションの基盤が築かれる。もし考えを変えてもらいたいなら、あなたの話に耳を傾けられるほど相手が心を開くまで、その機会が訪れるまで待つべきである。

ティク・ナット・ハンはこう述べている。

「聴くというのは深いものです。自分自身を空にしなくてはなりません。聴くためには自分の中に空間を作ることが必要です。特に、敵だと思っている相手、自分を苦境に追いやっていると感じる相手の場合にはそうです。相手の話を聴いて理解する余地が自分にあると示すことができれば、相手もあなたの話を聴くようになります。すると、今度はあなたが自分の辛さを語るチャンスを手にし、あなた自身が癒やされていくでしょう。これが平和の実践というものです」(oprah.com)

ヘルスケアの仕事では聴くことがどれほど重要かがわかってくると、その道を志す学生たちは特に大きな影響を受ける。私が耳と目と心を使いながら敬意を持って完全にマインドフルに聴き、全身全霊で他者と関わり、その苦しみを感じて共感と同情を差し出すようにしなさいと言うと、彼らは熱烈な反応を見せてくれる。そして心で聴くなら、人は自分の人生についてもっと多くを語ってくれるようになり、互いの信頼が深まって治癒が生まれるのだと知っていくのである。

時には、患者の体調をより深く理解するのに役立つ重要な情報を入手して、効果的な処置が行えることもあるだろう。あるいは、自分の存在は単なる患者の苦しみの証人にすぎないような時もあるだろう。しかし、そのような存在となることで、患者の傷を癒やす助けとなれるのだ。心で聴くことは彼らが提供し得る最上のものである。時には、提供し得るすべてであるかもしれない。

聴く力は優れたリーダーの条件

私はＥＱ（感情知能）についての講座も受け持っているが、そこでは高い感情知能によるリーダーシップである、ＥＱに基づく新しいリーダーシップについても扱っている。自己の理解、自己の管理、社会的な理解、人間関係の管理の四つはいずれも重要なスキルだが、そのうちの社会的な理解のベースとなるのが傾聴である。

今日の感情知能が高いリーダーを見ると、話がうまいだけではなく、聴く力も備えている。もっとも優れたリーダーとは、先を見越して行動することができ、戦略的で、かつ直感的に聴くような人物だ。知識や智慧を授かるには話すよりも聴くべきであることを知っている。また、行間を読む達人であり、話されなかったことや、目に映らず、耳にも聞こえない何かを理解する鋭い力を持っている。

リーダーに行動力は必須だが、行動する前に人々が望む結果とはどのようなものかを把握している必要がある。そのために、顧客、ライバル、仲間、部下、あるいは自分が気にかけている人々の言葉に耳を傾けなければならない。自分がどうすれば良いリーダーになれるかと周りに尋ね回り、相手の話をしっかりと聴く必要がある。

傾聴はリーダーにとってもっとも重要なスキルとさえ言えるかもしれない。耳を傾けることで、自分が正しい方向に導いているのか、自分のリーダーシップが部下たちにどう思われているのかがわかるようになる。そのため、部下に質問をするのもこのスキルの一部だ。

「私はあなたの助けになっていますか。仕事に必要なツールは適当なものが揃っていますか。トレーニングは十分でしたか。何に困っているのですか。どうすれば改善されますか。もっとうまくサポートするにはどうすれば良いですか」

相手を気づかうような聴き方をするなら、リーダーと部下の間の関係が促進され、職場の雰囲気をより良いものへと作り変えることができる。

また、部下に全力でコミットしてもらうためにも聴くのは大切なことだ。丁寧に話を聴く態度を見せれば信頼を得られ、周りはそんなリーダーを信用するようになる。彼らも自分の話を聴いてもらいたい、敬意を払われたいと望んでいるのである。

傾聴によって、リーダーはそんな相手に大いなる敬意を届けることができ、気にかけていると示すことにもなる。部下の最高のパフォーマンスを引き出すには、その話を聴いてふさわしい応対をすることで、彼らの仕事へのコミットメントとやる気を大いに高めることが必要なのだ。

今、特に重視されているリーダーシップのコンセプトが「サーバント・リーダーシップ（奉仕型リーダーシップ）」である。それが強調するのは、聴くことこそコミュニケーションの基礎であり、人間関係を築く鍵であるという点だ。これはインターネット上のコミュニケーションにも当てはまる。ソーシャルメディアやEメールでは素早い応答が求められるが、一方、効果的な聞き役として穏やかに関わる機会もそこに与えられている。

たとえば、ツイッターやフェイスブックで何か質問を投げかけて、人々のフィードバックを引き起こすのも、聴くというスキルをインターネット上で発揮する方法だろう。ソーシャルメディアが提供する大量のプラットフォームやツールやつながりを用いて、話を聴くことができるのである。リーダーはさらに多くの情報を手に入れられるし、交流する仲間内でさらに人気者になることができる。

サーバント・リーダーシップという考えは、傾聴力を高めてマインドフルネスを訓練する大切さを思い出させてくれるだろう。自分の内面を覗いてみると、きちんと聴くことを妨げる障害があることに気づくことができる。判断ではなく理解につながる情報を見分けるのに役立つのがマインドフルネスだ。つい否定しがちだが、私たちは誰にでも個人的な先入観や偏見がある。傾聴は、なんらかの言葉をフィルターにかけ、メッセージを歪め、異なる視点から考えられなくさせている自身の先入観を暴き出してくれる。

サーバント・リーダーの力量は、人々の声を聴き彼らのニーズを知ることができるかどうかにかかっている。聴こうとしないリーダーによって発言が押さえ込まれる、恐怖に基づいたリーダーシップとは異なり、個々の声が育ち受け入れられる空間を作ることで彼らは奉仕するのだ。自分の声が聴けなければ他人の声も聴きようがないので、マインドフルネスや自身の声を聴くよう奨励するのは、人々の役に立つことなのである。

私たちの知識基盤を増やし、異なる視点への共感を可能にしてくれる「聴く」という行為を尊重して重視するのなら、サーバント・リーダーシップはひとつの生き方となるだろう。相手の思いに敏感になり、相互に益するようなコミュニケーションをとることができる人物になれるのである。自分の聴き方や人々との関わり方を意識的に変えていく力を手にしているリーダーとなるのだ。

どんな分野であれ、聴くことはリーダーにとって重要だ。ビジネス界であれば、成功するかどうかを決めることになるかもしれない。ベルナード・フェラーリの『Power Listening: Mastering the Most Critical Business Skill of All（未訳）』には、ビジネスリーダーに必要な四つのスキルが述べられているが、その「良い聴き方のための四ステップ」を見ると、世間一般の考えをくつがえすようなリーダーシップを求めていることがわかる。第一に、相手を尊重すること。第二に、自分は黙っていること。第三に、自身の思い込みを疑ってみること。最後に、マインドフルであること。

聴くことより話すことに長けているスタンフォード生

スタンフォードのどのクラスでも、私は聴くことの大切さを教えている。他の大学でも同じだが、学生たちは主に一方通行のコミュニケーション観を教え込まれているからだ。彼らは主張し、論じ、説き、相手を納得させ、影響を与え、自分の考えを伝えるということに実に長けている。

それにたいし、聴く能力のほうははるかに限られていると言わざるを得ない。頭の中は、どのようにして自分の考えを述べて議論に勝利するかでいっぱいなのである。協力することが重要だと理解しているが、私が本当の意味で聴いてほしいと伝えてはじめて、自分たちがいかに互いに主張し合おうとしていたかに気づくようになる。聴くことに先んじて、次に言うことを考えているのである。

誰もが自分の考えを話すばかりで聴いていない、そんな自分たちの文化について私たちはじっくり考察する。聴くよりも話すことに注力してきた人ばかりだとしたら、プロの聞き手である心理療法士やカウンセラーやコーチを雇わなくてはいけなくなるのではないだろうか。テクノロジーに関する専門的知識を得るにつれて、頭でっかちになり意識を相手に注げなくなっているようだ。今の世の中では、人々は自分の欲求に耽り、欲求を満たすようにつねに仕向けられている。自分こそが世界の中心であり、成功と幸福のために自分が望むものこそ一番重要なのだ。

このように自己を中心に据えた考え方のために、聴くことが難しくなっているのだろう。聴くことは自分よりも相手に焦点を置くことなのだから。コミュニケーションだと思っているものの多くでは、本当の会話はなされておらず、レトリックの交換をしているにすぎない。本当の会話や対話には、ダンスや演劇のように、ふたつの人間の精神の間で話し、聴くことを伴う。これはもちろん調和を生み出すもので、自分と相手の双方にとってよいものだ。

他のアメリカの大学と同じように、スタンフォード大学もコミュニケーションスキルを大いに重視している。これは良いことだ。誤解に溢れ、政治・宗派間の論争によって分断された世界では、コミュニケーション能力ほど求められているものはない。明瞭に書くというのはもちろんだが、わかりやすく、効果的に話して伝える能力も同じように重要である。

そして今、スタンフォード大学は、たとえそれが固く信じている意見・信条に疑問を投げかける考えや議論だとしても、耳を傾け、真摯に話を聴く能力を養うことの大切さを、学生に公言している。しかし一方では、今でも外向型の人たちばかりを支持して褒賞を与える制度が続いている。

『Quiet: The Power of Introverts in a World That Can't Stop Talking（邦題：内向型人間の時代―社会を変える静かな人の力）』のなかでスーザン・ケインは、アメリカ社会が話すよりも聴くことを好む大勢の内向的な人々を過小評価し、不利な立場に置くようになったと述べている。そういう人々のなかには、創造性や刷新性に富み、静かな場所でひとり取り組んで成功を収める者もいる。彼らは競争的よりも協力的であり、また社会への偉大なる功績の多くは彼らの手によるものなのであればこそ、その才能を開かせるためによりよい環境を提供しなくてはならないと彼女は訴える。

アクティブ・リスニング

内向的な人々が目標に向かって進むことができる空間、話す前に十分に考えることができるような、刺激の強すぎない環境作りには私も取り組んでいる。たとえば「オープン・ディスカッション」の際には、彼らの貴重な考えも出されるように、話し合う前にまず考えを書いてもらったり、順番に発言してもらうなどの工夫をしている。

また、最初に「パッシブ・リスニング」練習を行うようにしている。五分間、パートナーの話を遮らずに聴くというものだ。

学生たちは決まって、これは聞き手にも話し手にもたいへんきつい課題だったと話す。活動の振り返りで、聞く側となった学生たちは、「考えが頭に湧き出てくるので、相手が話し終えて、自分が話す番がくるのを待っていた」という。苛立ちを感じ、話したくてたまらなくなったという。さらに、「頭の中でいろいろと考えて、相手の話を遮っていたかもしれない」と気づく者も出てくる。話し手となった学生のほうは、聞き手の考えを伝える言語メッセージを得られないまま話し続けるのは難しかったという。

この課題が終わると、ようやくアクティブ・リスニングへの挑戦である。小さい頃からよい聞き役だったという学生もいるが、まだまだ伸びる余地を残した学生もいる。聴く力というのは、もともとの性質もあるが、実際のトレーニングによって習得することも可能だ。また、アクティブ・リスニングとは他者が語る話とつながる方法のひとつでもある。私が教えているアクティブ・リスニングの基本原則は以下のようなものだ。

① 物語を理解するために聴く
話されている言葉からその伝えられ方にまで注意を向けて、語られる話を理解しようとする

② すべての感覚を使って聴く
相手のボディランゲージが表す非言語コミュニケーションにも注目する

③ 心で聴く
相手から伝わってくる感情に注意を払う

④ 聴いていることを知らせる
自分は聴いているのだと、言葉やそれ以外の方法で話し手に伝える

⑤ 耳にしたことを相手にそのまま返す
聞いたことを繰り返すことで、相手が心情を明瞭に話すのを助ける

⑥ もっと話すよう促す

解説やくわしい説明を求めるような質問を投げかけ、興味を持っていることを相手に知らせる

⑦　価値判断を差し挟まない
　　価値判断や批判は保留して、話しても安全だという雰囲気を作る

⑧　好奇心を抑える
　　相手がしたい話から逸れてしまうような好奇心や質問は抑えておく

⑨　思いを共有する
　　相手のなかにポジティブな姿勢、明るい兆候を探し出して、それを分かち合う

練習のあとで学生たちは、人の話を聴くのはびっくりするほどおもしろいとよく口にする。本気で聴けば、たとえ平凡で退屈そうな人であっても、あるいは目新しくおもしろい話、ためになる話は何も聴けないと遠ざけてきた人たちであってもおもしろい話を持っているものだ。さらに驚くべきことに、話を聴こうとするなら、自分とは接点がなさすぎて絶対に距離を縮められないと思っていた相手とさえつながることができると気づくのである。

なぜ傾聴する必要があるのかを理解するようになった学生にとって、これは変容をもたらすような体験である。きちんと聴いてもらうのは非常に大きな支えとなり、感情に大きな影響を与えるものだと、彼らは体験を通して学ぶ。また、話し手が尊重され、大事にされていると感

じるような上手な聴き方ができる人は、相手の心を落ち着かせ、穏やかな気持ちにさせられることを知る。そして、そうした優れた聞き手が持つ聴く力や、誰かに気持ちを注ぎ続けるその能力にたいして敬意を持ち、賞賛できるようになるのである。

聞き手となった学生がいつ聞くのをやめるのかに注目してみるのも鋭い視点だろう。これはたとえば、よく知らないテーマや、あまり聞きたくないテーマを相手が話し出した場合などに時折見かけられる。どうにも居心地が悪く、不安になって、相手を見捨ててしまうのだ。

そうならないためには、私たち自身が感情的に成熟している必要がある。自分のことに意識が向いていたら、つまり、相手の話している内容よりも自分の考えが気になるようでは、きちんと聴くなどできない。時には、昔の経験を思い出したり、未来に思い耽ったりして、聴くことができないこともある。すると、つながりは失われ、学びはそこで終わってしまう。

話す側に立とうと必死になるのは不安や心細さの表れであるという点にも学生は気づくようになる。もう一度自分がコントロールを手に入れようと、衝動的に話を遮ってしまうことがあるものだ。そういう時こそ、話したい欲求を抑える自己鍛錬が役に立つ。会話を支配せねばという思いを手放すには、権限が他の人にあっても脅威を感じないだけの落ち着き、自信を鍛えねばならない。

うまく聴くのは難しいが、それは話し手・聞き手の双方を刺激し、両者を互いに受益者へと生まれ変わらせる素晴らしい習慣だと知った、そうコメントする学生もいる。誰かが口を挟んだり競ったり、あるいは何かもっと賢いことを言おうとしたり話題を変えようとしたりしないで耳を傾けてくれることに、話すほうは穏やかな気持ちになる。話されているすべての内容にも、話している本人にも、傾聴が価値を与えるのである。

さらに、真の傾聴においては、話されていないことも聴くことができる――空白や沈黙のなかに、その人の真の声が聞こえる。このことも学生は理解するようになる。また、聴いている時の沈黙が心の平静を生み出すので、聞き手に安心感をもたらすことも徐々にわかってくる。

アクティブ・リスニングができるようになるためには、訓練に加えて、基本的考え方を変える必要もあるだろう。これには時間がかかるし、かなりの困難を伴う場合もある。しかし、効果的なアクティブ・リスニングのためには、相手の話に偽りのない興味を持たなければならない。うわべだけ興味のあるふりをしてみても、意識する・しないにかかわらず、相手は見抜いてしまう。そして、あなたの態度に気づいた瞬間から、自由に自分を語ることをやめてしまうだろう。

アクティブ・リスニングは個人的なリスクもはらんでいる。すでに述べた「ヴァルネラビリティ」が聞き手に要求されるからだ。相手の思いを深く感じとり、その経験が本人にとって持つ意味を理解し、相手の視点から世の中を眺める時には、自分自身が変えられている危険性がある。ほんの一瞬でも自分の信じているものを棄てて、他の人の世界観のなかで思考しはじめるのは恐ろしいことだ。自分を危険にさらしてまで他人を理解しようとするには、かなりの内面的安定と勇気が要求される。

このように、話し手に心からの興味を抱く姿勢を育むのはけっして容易ではない。それは、相手の視点から世界を眺めるという危険をいとわない時だけ磨かれ得るものだからだ。しかし、こうした経験を数多く積んだ時には、偽りのない本当の興味を話し手に持つ姿勢が身についているだろう。他人を気にかけるのは勇気がいる。話のなかには痛ましくて聞いていられないようなもの、退屈で長ったらしくてイライラするもの、忍耐と思いやりが必要なものもあるのだ。聴くというのは受動的な行為かもしれないが、同時にそれは、誰もが成長を促されるダイナミックな試みなのである。

一般的にほとんどの人は、注意が思考で占められ、実は聴いていない。相手の話よりも自分の考えに気持ちがいってしまい、言葉の奥底にある相手の存在というような、本当に重要なことにはまったく注意が向けられていない。

そこで私は、頭だけで聴こうとせずに、全身全霊で聴くようにと訴えてきた。そうすることで注意は自分の思考を離れ、いろいろな思いに邪魔されることなく本当に聴くことができる静かな空間が生まれる。すると、相手に場所を作ってあげられる。それはただ、存在するためだけの場所だ。そしてそれこそが、自分が与えられるもっとも貴重な贈り物であり、他者とのつながりに気づく始まりなのである。

私は授業外でも聴く練習をすることを奨励している。すると、ごく短時間でも心からの会話をすることで、自分の人生全体を向上させることができると彼らは知るようになる。それは、私たちに人間らしさを与えるとともに、孤独感や人への無関心から遠ざけてくれる。自分自身の不安や自己専念から連れ出してくれる。聴くことを通して私たちは誰かの思いについて考え、それに関わり、その感情状態を理解して働きかけることができるのである。

エクササイズ5

1　アクティブ・リスニングのステップをもう一度確認します。

2　いっしょにいる誰かが話したそうにしていたら、聞き役になってみます。そのために、自分からたくさん話したり、アドバイスしたり、会話のやり取りをしたりしないように気をつけましょう。

第6章　受容（Acceptance）

自分が置かれた状況を変えることができない時、私たちは自分自身を変えるように迫られる。

ヴィクトール・フランクル（Viktor Frankl『Man's Seach for Meaning』より）

「仕方がない」という思想

前にも述べたが、ハーバード大学の学生時代、私はキヨ・モリモトという名の教授と出会った。彼の両親は和歌山からより良い生活を求めてアメリカにやってきていたという。彼自身はアイダホ州のジャガイモ農場で育ったのだが、太平洋戦争が勃発すると二四歳でアメリカ陸軍に入隊し、ヨーロッパで名高い第四四二連隊に加わることとなった。キヨにとって、この経験は誇りと悲しみの両方の源となった。それほど戦争の恐怖が彼に傷を負わせていた。

この戦争にたいし、キヨがとったのは母国のための戦いにコミットするという方法だった。だがその一方で、日系一世の年長者たちが、アメリカ政府に強制収容所に送られるというような事態になっても「仕方がない」とそれを受け入れる道を選んだのが理解できずに苦しんだという。

「仕方がない」という日本語の言い回しは文字通り「他に行動の余地がない」、あるいは「何もできることがない」という意味だ。ひとりの若者として、キヨは先輩日本人のこのような態度に失望し怒りを覚えた。それは消極的なあきらめで、戦わずにただ降参することのように思えた。

しかし、年を重ねるにつれて彼はそれを違った意味に捉えるようになった。「仕方がない」は変えようもない人生の側面に対処するひとつの方法なのだということを理解したのだ。それは受容のひとつの姿で、自分のヴァルネラビリティや無力感を甘んじて受け入れることなのだと。そして、人々が被害の鎖から解放され、行動主体として前進する力を得られるようになるのは、この受容から始まるのだ。ヴィクトール・フランクルがナチスの死のキャンプを経験した人々について語ったように、自分の置かれた状況を変えることができなかったので、彼らは自分自身を変えることを迫られたのだ。

キヨはまた、当時の人々は「仕方がない」という姿勢を持つことで、創造的かつ生産的活動へと向ける新たなエネルギーを感じられるようになり、恨みや後悔よりも感謝とともに生きることができたと語った。

「自分の置かれた場所を認識し、受け入れることで、私たちは自分が置かれた状況の限度内において新たな可能性と自由を発見するのです。一世たちの場合、自分たちが無力であることを認めてそれを尊重したからこそ、収容所の柵の中で、美しい花畑や菜園を育てることや力強い詩を書くこと、見事な芸術作品を生み出すことに自分のエネルギーを向けることができました。彼らは毎日が人生の贈り物なのだと知っていたのです。命こそが神から私たちへの贈り物なのだから、威厳と愛をもって人生を生きるべきなのです」(Kiyo Morimoto「Chapel Talk」)

戦争という最悪の状況に向かわねばならなかった時、キヨをはじめとする男たちは自国アメリカとコミュニティを守るために自らの命をかける道を選んだ。自国のための戦いを拒むことによって、戦争という不正行為への抵抗・抗議を示す道を選んだ者もいた。どちらも勇気ある行為だった。人生の苦境にたいするこうした行動はいずれも勇気を要するものだ。どんなに厳しい状況に置かれても、それに対処し、目標に向けて前進する人々の姿は、人間の生命力への自信を新たにしてくれる。

一方で、自分のヴァルネラビリティや無力さを認める勇気にも、改めて敬意を感じずにはいられない。

三世であるリュウタ・フルモト師の場合は、「仕方がない」を、あるがままの状況を受け入れ、それを最大限に活かそうとするレジリエンス(回復力)だと考えている。強制収容所にあって、人々は不毛の土地を耕し、子どもに教育を与え、日本庭園を作り出したり池を造ったりした。収容所から解放された時には全財産を失ったと知ったが、生活の再建に乗り出し、子どもたちが社会で成功を収めて責任ある一員となれるよう導いていった。

「仕方がない」という考え方は仏教の教えと密接に関係している。仏教の四つの真理（四諦）のひとつ目には、人生はdukkha（ドゥッカ）、つまり苦であり、人生は思い通りにはならないと明確に述べられている。仏陀は八つの苦しい状態を次のように分類している。

1　生
2　老
3　病
4　死
5　愛別離苦《あいべつりく》（愛する者との別れ）
6　怨憎会苦《おんぞうえく》（嫌な人や望ましくない出来事に出会うこと）
7　求不得苦《ぐふとくく》（望むものを得られないこと）
8　五蘊盛苦《ごうんじょうく》（体や心の病）

フルモト師は話す。「私たちはこうした状態を避けて通ることはできません。人生は苦しいものだと言うとたいへん悲観的に聞こえますが、人生の真実をはっきりさせるのは実に貴重な、思いやり深い行為です。もし教えが人生は楽しいとばかり強調するなら、そうでないことに私たちは絶望するでしょう。それは自分たちではどうにもできない状況下で生じる日常体験において不親切な行為です。仕方がないと言うより他ないような人生の困難や、思い通りにならない無力感を真に受け入れる心があって、平和で穏やかな人生を送ることができるのです」(buddhistchurchesofamerica.org)

ダライ・ラマもこれに関して次のように述べている。

「近代西洋社会においては、ほとんどの人々が世界は基本的に暮らすのによい場所であり、人生は概して公平で、自分たちは良いことがもたらされるのにふさわしい善良な人間だと考えて日々を送る傾向にあります。このように信じることは、より幸福かつ健康的な生活を送るために重要な役割を果たします。しかし、避けられない苦しみが生じると、こうした確信は傷つけられ、幸せで効果的に暮らし続けるのを難しくしてしまうこともあるのです」(gurus.org)

日本社会には受容の哲学に基づく文化的伝統がある。禅宗もそういう哲学のひとつだが、後述の森田療法や内観のような日本独自のセラピーには、私たちが望む姿としてではなく、あるがままに物事を受け入れるという、この価値観の反映が見られる。コントロールできないものはあきらめるという意味での受容は、逆説的に心を解放して前進を促すものと考えられている。勝利と同じように屈服も、人間的な成長という点において役割を担うということである。

日本の苦しみについて書くなかで、アメリカ人ジャーナリストが「仕方がない」という表現についてコメントしている。この表現については、以前はネバーギブアップ精神の逆をいく負け犬精神と解釈されていたが、数年前より困難克服に向けたポジティブな表現として受け止められるようになってきた。あるライター（ジャパンタイムズ紙）は「仕方がない」という見方は血圧の上昇を抑えるのに役立ち、それゆえ日本人の平均余命の長さに貢献していると理論づけた。別のライター（ニューヨーク・タイムズ紙）は、東日本大震災の地震、津波、原発をめぐる悲劇の直後にあって日本の被災者たちが困難を耐えて復興へ向けて集中するのに、この「仕方がない」という思想がどのように役立ったかを述べている。またこの記事では、日本人が用いるもうひとつの対処法が「頑張る」であるとも説明し、それを「逆境に対する粘り強さ」と翻訳した。

「頑張る」と「仕方がない」

被災者と交流する人々の様子を見ると、この両方の姿勢がうかがえる。多くの善意の日本人が「頑張って！」というメッセージとともに被災地へと押しかけた。頑張るという概念は、日本文化および日本人の人生へのアプローチに深く根を下ろしている。日常生活のなかでも、仕事で「ベストを尽くす」ことや、スポーツ競技や試験勉強では「闘い続けろ！」「あきらめないで！」という励ましとして頻繁に使われている。必ずしも勝てなくてもよいが、粘り強く取り組み、成功するまで努力を続け、あきらめてはいけないのだ。

あなたも周りの人から「頑張ってください！」と励まされることがあるかもしれない。だが、頑張る本当の気持ちは内から生じてくるものだ。心理学者はこうした動機づけを内因性動機づけと呼び、外からやってくる外因性動機づけと区別している。自身のために、そして他人のために、大いに努力して全力を尽くさねばならない、というのが内因性動機づけだ。

頑張ってというメッセージはふさわしい状況下では実に有効だ。しかし、大災害から生き残った人々がいつもこのメッセージを受け入れられるとはかぎらない。むしろ自分たちの無力さを受け入れさせてくれる「仕方がない」という姿勢こそが悲劇への自然な対応だと感じられているのだとしたら、そうした感情との衝突を招くかもしれない。

地震と津波で妻と息子を亡くした東北のとある男性に会ったことがある。それほどまでにひどい喪失を経験したあとの人間の生き方を理解したいと思った私は、彼がどのように毎日に向き合っているのかを尋ねた。

微笑んで語ってくれたのはこういうことだ。まず一番に、彼は妻と息子のことを思い出し、喪失感とともに変わらぬつながりも感じている。自分が生きているという信じがたい不思議について考え、自らに言って聞かせている。

「私には貴重な命があるのだからムダにしてはいけない。全力を使って自分を高め、自分の思いを周りの人に広げていこう。それから、ちょっとだけ考えたら、歩み始めよう」

震災直後に世界中が賞賛をおくった日本人の落ち着きぶりや、忍耐強く秩序ある振る舞いの根源には、日本人の持つ自然観がある。太古の時代より繰り返し経験してきた地震やその他の天災が、自然への畏敬の念を植えつけるとともに、敬意を持って自然と共存するという方法を日本人に選ばせてきた。数え切れないほどの罪のない命が奪われ、苦しむ姿を目撃することで、荒れ狂う自然の前での人間の無力さを理解してきたのである。

苦しみへのひとつの対処法として「書く」という行為が用いられてきた。一九九五年の阪神・淡路大震災後、被災地の人々はその絶望的な状況にもかかわらず、何百もの俳句を生み出してきた。二〇一一年の災害の直後には、多くの人が俳句や詩のなかに逃避を求めた。前述の黛は津波の被災者である佐藤勲の話を紹介している（「Japan's Culture of Silence」tokyofoundation.org）。

彼はこう述べている。「思いも寄らない大津波に遭い、家と半生で積み上げた形あるものを悉《ことごと》く流失しました。茫然自失の日々から覚めた時、かけがえのない家族がいて、今年も生まれたばかりの薫風が吹いていていました」。彼の手による俳句が次のものだ。

身一つとなりて薫風ありしかな

完全なる喪失感が手元に残るものへの驚くべき気づきを生み出した様子を、佐藤の俳句は美しく表している。人生は続いている、これまでと同じように。覚醒したかのように、彼は芳《かぐわ》しい初夏の風を感じ、その風は彼が悲劇を生き延びたこと、生きていることを彼に告げる。無力感や苦悩といった生々しい感情を伝えるのではなく、かわりにその風を中心に俳句を組み立てることで、彼は自分自身の見地を変え、生きる意志を発見している。

佐藤はけっして自分の感情を明らかにしていないが、自分の経験を霊的純粋さへと変容させることができたのかもしれない。この詩は津波のような悲劇のあとでさえ残る日本人の自然への不朽の信仰を証明するものでもあり、被災者だけでなく、不確かな世の中に暮らす日本中の人々にとっても勇気の源となった。

こうした対処法が持つ力については、否定的な点より肯定的な点に焦点を置くことで幸福がいかに増幅されるかを示す科学的研究が裏付けを与えつつある。たとえば、ある最近の研究では、毎日感謝を述べる人は感情がよりポジティブで、より強固な対人関係を持ち、ストレスや逆境にもうまく対応できていたことがわかった。

「七転び八起き」。このことわざはレジリエンスという理想が日本中で共有されていることを示している。何度挫かれようとも、また立ち上がる。この倫理的価値観は教育からビジネス、スポーツ、武道、禅、その他、日本文化のあらゆる面に見て取ることができる。失意の時にこそ、このことわざに込められた心情を思い出すことが重要だろう。人生には簡単な解決法など存在しない。なんであろうと価値のあることには必ず悪戦苦闘と忍耐がたっぷり必要になる。大切なのはひたすら粘り強く、全力を尽くすことだ。

成功者たちも勝利ばかりを経験しているわけではない。他の誰とも同じように挫折を経験することもある。彼らが違うのは、あきらめないということだ。挑戦し続けて、壁に突き当たると自分を後退させる問題としてではなく、チャンスだと捉える。このように挫折から復活し、さらに強く成長を遂げられるのには、日本文化では個人の責任と勤勉さのみならず、謙虚さやコミュニティへの所属・貢献意識も重視されていることと関係しているだろう。「和」は日本社会においてきわめて重要な価値観である。個人的幸福と自己実現を追求しながらも、同時にコミュニティの一員であること、自分のいる社会へ貢献することを重視した暮らしというのは、成立し得るものなのである。

平静の祈り

日本文化は特に受容に焦点を置いているが、キリスト教の教えにもこの素晴らしい教訓は見られる。たとえば、七転び八起きと同じようなメッセージを伝えるものに聖書の箴言二四章があり、そこではこう書かれている。「正しい者は七たび倒れても、また起きあがる、しかし、悪しき者は災によって滅びる」

そして、受容について教えるキリスト教でもっとも素晴らしい祈りのひとつが「平静の祈り（ニーバーの祈り）」だろう。私の授業でもこの「平静の祈り」を紹介し、受容することと変える勇気の間の密接なつながりについて考察しているのだが、この短い祈りのなかに学生たちは深い叡智を見いだしている。

God grant me the serenity to accept the things I cannot change
The courage to change the things I can
And the wisdom to know the difference
（神様
私にお与えください　自分に変えられないものを受け入れる落ち着きを
変えられるものは変えていく勇気を
そしてふたつのものを　見分ける賢さを）（chronicle.com）

この祈りは、変えようがないのだから受け入れるしかないことが人生にはあるという現実において、癒やしを見つけるようにと学生たちに訴えかける。変えられない何かに自分のエネルギーを注げば魂を弱らせることになる。とはいえ、これは消極的なあきらめと敗北の祈りではない。第二部分では「変えられるものは変えていく勇気」を与えてほしいとあり、これは、置かれた状況下でできることをしていくという意味だ。何かを為すことが可能な時には行動力を奮い起こさねばならないということだ。

では、これ以上状況を変えようとしても無理だと私たちはいつ知るのだろうか。自然災害、ケガ、病気、起きてしまったことなど、明らかに変えられないことが人生にはある。それでは、変えられるものとは何なのかという大きな疑問が生じるかもしれない。古代ギリシアの哲学者エピクテトスはこう記している。

「自分の力の及ぶことを最大限に活用し、それ以外は起きるにまかせなさい。世の中には私たち次第ということもあれば、そうでないこともある。私たちの意見、衝動、欲求、嫌悪、つまり自ら為すことはすべて私たち次第である。肉体、財産、評判、公職など、自身で為すわけでないものは、いずれも私たちの力が及ばないものだ」(brainyquote.com)

「仕方がない」という態度には消極的すぎるという批判が向けられることがあるが、同様に、受容を強調している平静の祈りは、逆境におけるあきらめであるとの印象を受ける人もいる。より行動志向の別のバージョンにはこういうものもある。「父よ、変えるべきものを変える勇気と、どうしようもないものを受け入れる落ち着きと、ふたつを見分ける洞察をわれわれにお与えください」。これは落ち着きをくださいと嘆願するより先に、まず「変える勇気」を求めたものだ。

第三部分にある「ふたつのものを見分ける賢さ」を見つけるのは難しい。どうすればその違いを見分けられるのか。あとに作られたより長いバージョンには、そのガイドラインとなる以下の部分が含まれている。

一度に一日だけを生きて
一度に一瞬だけを味わう
苦難を平和へいたる道として受け入れて
イエスがそうしたように
私が望むふうにではなく
この罪深い世界を受け入れる　そのままに
主の御心に身を委ねるなら
主がすべてを正しくされると信じよう
今の人生が適度に幸福なものとなるように
そして来世では主とともに至高の幸福のなかにあるように

ここでは、どのように祈りを実践すべきかが述べられている。一度に一日だけを生きて、一度に一瞬だけを味わう。これがマインドフルに生きるというメッセージであるのは明白だ。さらに、「苦難を平和へいたる道として受け入れ」る――世の中の状態が変わることを望むよりもそのままに受け入れる――というメッセージも伝えている。

だが、苦難を受け入れるのは簡単なことではない。特に物事を好きなように進め、自分の願いの多くを叶えるリソースが豊富な若者や特権階級の人々にとってそうであろう。彼らの理想主義と、現実はそうあるべき姿にないという痛切な認識のはざまで、闘うのをあきらめ、失望せざるを得ないこともある。現実には自分の望むすべてを得られることなどなく、これが苦痛を与える。自分の個人的弱さや挫折感に向き合えるようになったとしても、それがまた違った苦悩をもたらしかねない。すっかり困惑し、自分を取り巻く状況や自分自身を本当に変えていくことなど到底不可能だと感じることもあるだろう。

そのような状況になったら、マインドフルネスを通して知ってもらいたい。生きるとは一日一日、一瞬一瞬存在することで、人生がその瞬間に完璧である必要も、解き明かされている必要も、すべての要望が叶えられていたりする必要もないのだと。

自分には限界があること、自分は世界の中心ではないことを思い出し、今この瞬間とそれが持つパワーに感謝できるなら、適度に幸福に過ごしていくことができる。理想的でも完璧でもないことだらけの世の中でどう生きるべきかを学ぶことができる。

受容は消極的行為などではない。それは積極的で、しばしば一番厄介な問題となる、日常の作業、勉強、洗濯、料理、仕事というような日々の物事に対処する力を与える。受容によって私たちは解放され、現実生活の期待と目標を追求できるようになるのだ。逆に理想主義による空想世界に暮らしていては、意義深い仕事をして本物の人間関係を続けていく能力が麻痺してしまう。

私自身も、世の中がこうあるべきという理想を放棄して、すでに持っているものでよしとするよう自分に言い聞かせている。現実を受け入れられるようになれば、夢のような理想郷に隠れようとしなくなり、神にも、自分の周りにいる人々にも近づくことになる。現実につきものの痛みと退屈に取り組みながら、私は神の存在に出会うのである。信頼は、理想主義的空想が思いつく以上によい人生を私に送らせてくれる。

ここで必要なのが信頼、またはあきらめることだ。しかし、私たちはどこに信頼を見いだすのだろうか。信心深い学生には神を信頼することができると答える。信仰を持たない学生たちには、私のほうから自分が創造され、生きている目的を考えてみてはどうかと投げかけている。あるいは、人生とは何ひとつ確実なもののないなかで優雅に生きる術を身につけることだ、と考えてみてもよいだろう。

スティーブ・ジョブズは若者に向けていずれは点と点がつながることを信じて何かを信頼するよう伝えている。自分の人生には目的があると信じるのも信頼のひとつの形である。またアインシュタインは、私たちが人生の目的に感づくこともあると述べ、真理や美や善意を信頼するように説く。

社会活動家であり、ハーバード大学の教授でもあるマーシャル・ガンツの場合は、人は伝統を信頼できると述べている。「人はどこに希望を求めるのでしょうか。勇気をどこに求めるのでしょうか。物語、アイデンティティ構築作業、伝統の中に見られる、道徳的なリソースへと向かうのです」(marshallganz.com)

『Blessed Unrest（邦題：祝福を受けた不安―サステナビリティ革命の可能性）』の著者であり、自らを希望に満ちた悲観主義者と称するポール・ホーケンが語るのは、人への信頼だ。

「現在、地球で起こっていることを述べた科学を見て悲観することがないなら、あなたは最新のデータを見ていないのでしょう。名もなき運動に取り組む人々と出会って楽観できないのなら、あなたには心がないのでしょう」

森田療法

人間の本質を受け入れる重要性について教えてくれる偉大な人物のひとりが、東京慈恵会医科大学の精神科医であった森田正馬だ。彼の指導には彼が個人的に受けた禅のトレーニングの影響が見られる。森田はフロイトやユングと同世代だったが、まったく異なる発想を持った人物で、自分本来の性質を受け入れることが治療には不可欠なステップだと考えた。自分を変えようとするより、むしろ性質に自然に従うべきだというのである。

森田は、何度でも戻ってきては自分の心をかき乱す思いを抑えつけ、理性によって排除しようとしても、かえってその思いを強めることになったり、それに敏感になったりするだけだと考えた。人生や性格には意思の力ではどうしても変えられない事実があると認めさえすれば、その事実を尊重して受け入れることができ、平穏な気持ちでいられるという。私たちがすべきことは痛みに耐えながら自分にできることをすることで、しつこい嫌な思いや症状を必死に取り除こうとする行為に足を止められることではない。回復に必要なのは強い意志によって症状を追い払うことではなく、自然な回復を妨げないことだと森田は考えた。

森田は次の行動によって自己承認、効果的な生活、自己実現へといたる方法を教えている。

・自分ができることを知ること
・状況が求めているものを知ること
・そしてふたつがどう関係しているかを知ること

森田はマインドフルネスを磨いて、コントロール可能なものと不可能なものを知り、期待しすぎることなく現実を見ることで、人の気質を発達させることができると教えた。現実がその瞬間にもたらすものに注意を向け、今に集中し、知的分析は避けるべきである。「仕方がない」という考え方と同じように、現実を受け入れてしまえば、すべきことに積極的に反応できるようになるというのである。平静の祈りが伝えるように、コントロールできることとできないことを区別するのがきわめて重要なのである。

西洋の心理セラピーでは、症状、恐れ、願望を減らそうとするものがほとんどである。これにたいし森田は、症状や感情に立ち向かおうとするがために、建設的な行動が止まってしまうことのないようにと教えている。人の気質を発達させるのはその振る舞いである。勇気を奮い起こし、不安定な感情の流れに影響されるよりも、目的に即した決定をして自ら行動すること、それが人の気質を発達させるというのである。

森田療法は、何かをなさせる「行動の心理学」だ。その力は、物事をあるがままに受け入れる難しさに立ち向かうことからもたらされる。

私たちは意思の力によって外部状況をコントロールしようとしがちである。もちろん、それがうまくいくこともあるが、いつもそうとはかぎらない。他の誰かや、自分についての人々の意見、相手の感情、誰かの行動などをついコントロールしようとしてしまうのだが、この努力のせいで厄介な状況に陥ることも多い。

人生はいつでも自分の望むようになるわけではないことを知り、現実をただそのまま受け入れられるようになることが大切である。外的経験を操るのではなく自分の内的経験を修正しようとするなら、オーセンティックな本当の自分を発見することができるだろう。

「あるがまま」という表現は、受容と変化への願望が生み出す、ダイナミックな緊張を捉えている。それは、この瞬間の自分自身と自分の人生をそのまま無条件に受け入れる状態でありながら、同時に変化を生み出すためにポジティブに行動しようという意思を備えている。私は学生たちに「君たちはそのままで完璧だ。それでいて、さらに上を目指すこともできる！」と伝えている。

このマインドフルなアプローチでは、なすべきことを決める指針として、「今・この瞬間」に注意を集中する。感情や気分など心のなかの揺れをそのまま受け入れて、自分の行動を、現実とその瞬間の目的に基づかせることを学ぶのである。不安を緩和したり理想的な感情状態へ到達するよりも、本当に意義深い人生を送るうえで助けとなる、建設的な行動を取ることこそが一番大切だと森田は強調する。

来日したアメリカ人野球選手を主人公にした『ミスター・ベースボール』という映画がある。この映画の中で主人公は、日本人の恋人から「受け入れなさい」と繰り返し言われる。自分の置かれた状況と闘う主人公とは対照的に、その状況に順応するという日本人の生きるコツを彼女が教えているかのようである。映画はこの点を日米間の根本的な差異として映し出している。受容をこれほどまで強調する姿勢の基には仏教の教えがあり、日本人の意識および社会に深く埋め込まれている。

しかし、アメリカ人の視点から見れば日本人は何でも受け入れすぎで、自己を主張することも直接はっきりと考えを述べることもしない。ひたすら集団の期待に合わせようとする。これは消極的なあいまいさとしてアメリカ人からたびたび批判されている点だ。しかし、日本人から見れば、人間が完全にコントロールできるものなどないのだから、多くの問題は意見を主張せずとも自然に解決するのである。だから、性急に判断や行動に移るよりも、人間を超えた力を信頼すればより良い解決に辿り着くだろうということになる。

黛はこのように述べている。「否定するかわりに受け入れる、抵抗するかわりに適応するという傾向は日本人の思考方法の基本です。個人的好みを主張するよりも、その時、その場の流れと、周りの人々に合わせていく傾向にあります。これは『積極的』あいまいさと言えるものだと私は考えています。私たちは他の生きる存在と世界を分かち合っており、大きな生命のサークルの一部なのだという深く根づいた潜在的理解が日本人にはあるのです。あるレベルで、私たちは全体を構成する他のすべての存在や力をつねに意識しています。そのため、日々最善を尽くそうと努力する一方で、私たちは見えざる力を信頼してもいるのです」（「Japan's Culture of Silence」tokyofoundation.com）

異なる世界観のなかでバランスをとる

認知理論においてバランスとは、不調和を避けるために、不一致を変えたり、無視したり、修正したり、解消したり、超越したりすることを意味する。西洋以外の文化では、バランスはしばしば「非対称」だと言われ、外見上の一貫性を得るために違いを解消するよりも、不一致や不調和を容認するものと定義されている。

あいまいさ、不一致、不調和を容認するのは非常に難しいことかもしれないが、多様な文化的背景の人たちと交流するうえでは欠かせないグローバルスキルのひとつだろう。バランスとは、必ずしも違いを解消することではなく、文化的に学習された多様で相反することもある視点を認識し、受容することも含む概念だ。

現実を捉えるのに私たちが依拠している視点とは、文化や人間関係の影響によって必ず制限されているものである。そのことを認めて、ある考え方は正しくあるものは間違っているとの憶測を中断し、それぞれの考え方を受け入れる必要がある。相手と自分の世界観の両方を同時に理解しようとすればさまざまな葛藤が生じるが、こうした問題でバランスをとるのが異文化間交流で求められるスキルなのだ。

異文化についての知識を学ぶことは可能だが、知識を詰め込みすぎて、実際の出会いの場面で得た直感が押さえ込まれてはいけない。文化的差異についての情報が、その溝を埋めるなど無理だと感じさせることもある。だからこそ、こうした知識と自分の直感の間でバランスをとり、できるだけ偏らないように目の前にいる個人と柔軟に関わり、その人から学ぶような状態を目指すように私は提案している。

ある人が語る話の意味を知ろうとする時には、自分が知らないことを聞こうと、注意して耳を傾けるとよい。反対に、もうわかっているという立場から質問がなされる場合、自分の考えの正しさを証明するような内容だけを受け取ることになる。すると結局、自分が気づくものは自分の説に沿うものばかりになると、アインシュタインも警告している。

好奇心、新しい発見へのオープンさ、これまで考慮されずにいた点を検討する柔軟性を保つには、相手の立場に自分を置けるかどうかが重要なのである。

変化と受容はどちらも極端になる危険をはらんでいる。変化のための変化を目指すようになると、むなしいばかりか、有害ともなり得る。抑圧的状況における受容は、消極的なあきらめとなるかもしれない。また、バランスのとれた視点には、個人の変化や受け入れられる程度には、文化ごとに限度があると知っていることも必要だ。つまり、個人的満足や自由選択という価値と、家族や社会の一部たる個人であることを尊重することに、バランスが必要なのである。現在の行動や治療上の変化についての責任はすべて個人にあるとする考えは、周囲や社会そのものにそもそも問題の原因があるかもしれないと認識することで、バランスがとられねばならない。

受容を中心とするセラピー

受容は日本で重視されているが、アメリカのような個人主義社会に暮らす人々にはおそらくもっと必要とされるものだ。実際、西洋の療法はこれまで受容を基盤に発達してきた。

カール・ロジャーズは「興味深いパラドックスだが、あるがままの自分を受け入れることができた時にこそ、私は変わることができる」と述べている。彼はまた、相手を治療したり変えようとしたりするのではなく、「どうすればこの人の成長に役立つ関係を提供できるだろうか」だけを問い、相手を受け入れようとした。そして、無条件の肯定的関心とは、判断を差し挟まずに相手を受け入れ尊ぶこと、話を遮ったり助言を与えたりせず熱心に耳を傾けることだと説明した。

森田やロジャーズとも類似点が認められる、その現代西洋版がある。「アクセプタンス・コミットメント・セラピー（ACT）」と呼ばれるものだ。受容とマインドフルネスという手法を用いて、自分の私的な思いや感情、特に望まない思いにただ気づき、受け入れ、自分の一部と認めることを教えるものだ。多くのセラピーでは自分の思い、感情、感覚、記憶をよりうまくコントロールすることを教えるが、ACTのコアとなる考えとは次のようなものだ。

「通常、精神的苦痛の原因となるのは、体験の回避、認知的混同、それらの結果生じて自分のコアたる価値に沿った行動をとれなくさせる心理的硬直状態である」

ACTは多くの問題の核は、頭文字をとってFEARとして表される次のようなもののなかにあるとしている。

Fusion（自分の思考との混同）

Evaluation（体験の評価）
Avoidance（体験の回避）
Reason-giving（自分の行動への理由づけ）

ACTはこのFEARにかわる健全な選択肢として、人々に以下の指導を行う。

Accept（自分の反応を受け入れ）
Choose（価値に沿った選択をし）
Take Action（そして、行動する）

森田療法もACTも共に専門的セラピーであるが、より身近なところで治癒を目的として日々受容を実践するのが、自助あるいは支援グループだ。これらの非公式団体では、同じような苦悩を抱える人々が集まって互いの話を共有している。プロのセラピストではなく、ファシリテイターだけがいるのがふつうだ。こうした団体に所属する何百万人もの人々が日々、世界中で受容というメッセージを奨励しているのである。

これらの多くが基盤としているのが一二のステップと呼ばれるものだ。一九三五年に断酒のための支援団体、アルコホーリクス・アノニマスによって最初に創られたもので、第一ステップは、自分が無力であること、人生が手に負えなくなっていることを認めるところから始まる。つづく第二ステップは、自分を超えた大きな力によって健康な心を取り戻すことができると信じることであり、そして第三ステップは、自分が理解するところの神に自分の意思と生き方を委ねる決心をすることである。残りのステップには誤りや欠点を認め、それらが取り除かれるよう願い、謙虚に自分の弱さを認めることがちりばめられている。自分のヴァルネラビリティを受け入れることを通して、多くの人々に力を与えているのである。参加者は自身の問題について新たな視点を得ると同時に、他の人々の問題についても評価できるようになっていく。

変化と受容による治癒

カウンセラーになるためにアメリカで受けた教育と訓練を通して私が教わったのは、クライエントの欠点を見ることと、それらを改善し、より良い方向へ変えることだった。彼らが物体であるかのように、正しい故障箇所さえ見つけられたなら、あとは修理に努めるのだと私は教わった。変化そのものが本質的に良いものとして重んじられており、解決へ向かって進むこととあいまいさの解消がカウンセリングの狙いとされていた。クライエントに自分個人の問題、さらには社会的問題にも挑戦する前向きな行動に出る自信を与えようとし、抑圧から解放していくような変化が強調されていた。

しかし、私の診療経験上、変化がいつも正しい方法、あるいは唯一の方法とはかぎらなかった。彼らをそのままにさせてあげれば信頼が生まれたし、クライエントは、自分は他の人と一緒にいられる、そのままの自分、そのままの状態で尊重してもらえるのだと知る。人生に新しい可能性を見つけられる望みを彼らに与えてきたのはそういう時だった。

次第に私は、自分の文化的伝統が受容という哲学に基づいていることに気づくようになった。禅宗や日本固有のセラピー、たとえば森田療法や内観といったものは、自分が望む在り方ではなく、まさにあるがまま物事を受け入れることの意義を反映している。力が及ばないことには降伏するという形の受容は、逆説的に、先へと進む気力を解放すると考えられている。征服だけでなくあきらめも治療の概念には存在しており、変化したことが必ずしもセラピーの結果として肯定的でよいとはかぎらないのである。これを表したひとつの言葉が「仕方がない」、つまり、受け入れて先に進もうということだ。

私自身の人生について言えば、自分が受容と変化、受動性と積極性、流れへの順応と抵抗して進むことの間でバランスをとってきたことをはっきりと見て取ることができる。私が受けた西洋での早期教育は行動と変化を重視していた。東洋からの影響は、物事を違ったふうに見るよう私を促した。

アイデンティティに関しては、そのままの自己を受け入れて、私という人間が持つ潜在性に最大限に到達するよう絶えず努めようとすることが、私という存在の中心部分をなしている。高校時代のイヤーブックには、私の写真の隣に編集者が載せたこのような言葉がある。「彼は東洋と西洋が楽々とバランスをとる姿を表している」。私について、バランスというのはこんなふうに表現されることが多かった。また、青年期の日本への旅は、私の成長に欠かすことのできないものだったが、同時に私の人生への文化的影響にバランスをもたらすこととなった。

神話学者のジョーゼフ・キャンベルは次のように語っている。

「フロイトは人生におけるあらゆる欠陥については両親を非難せよと説く。マルクスはわれわれ社会の上流階級を非難せよと説く。……問題は責任を追及したり説明することではない、目の前に現れる人生をどう扱うかだ」（Joseph Campbell『The Hero with a Thousand Faces』）

人はあまりに簡単に誰かのせいにして、自分の人生への責任を引き受けるのを避けてしまうことをキャンベルは思い出させようとしている。自分が置かれた状況、周りの人々の発言や行為、環境、境遇などについて不満をもらす人は多くいる。『A New Earth（邦題：ニュー・アース―意識が変わる 世界が変わる）』を著したエックハルト・トールは、愚痴はいかに現実の非受容であり、無意識の否定的批判であるかについて書いている。

「不満を口にしている時、あなたは自分を被害者にしています。立ち上がって意見している時には、あなたは自分に対して力を持っていることになります。ですから、必要あるいは可能なら、行動を起こすか意見を述べるかによって状況を変えるべきです。その状況を離れるか、それを受け入れるかどちらかです。それ以外はすべて馬鹿げています。

今ここにある状況が耐えがたく、あなたを不幸にしているなら、選択肢は三つあります。

1　自分をその状況から切り離す
2　その状況を変える
3　あるいは、それを完全に受け入れる

自分の人生に責任を持ちたければ、この三つの選択肢のどれかを取らねばなりません。……現在の環境を変えるのにできることが本当に何もないなら、しかも、そこを離れることも許されないなら、あらゆる抵抗を止めて、今そこにある状況を完全に受け入れなさい。……これはあきらめと呼ばれます。あきらめは弱さではありません。そこには大いなる強さがあります」

心理学者ロバート・スタンバーグによるインテリジェンスの定義はこのようになっている。「インテリジェントな（聡明な）行動に含まれるのは、自分の環境に順応すること、自分の環境を変えること、あるいはより良い環境を選ぶことである」（thesecondprinciple.com）

スティーブ・ジョブズの受容について

ビジネス界の一流の著名人からも受容のメッセージは伝えられている。スタンフォード大学学位授与式でのスピーチの際、スティーブ・ジョブズはわかりやすい簡潔な言葉で、彼の人生における三つの事件とその顚末について話したが、それらは一般には「悪い」あるいは「悲劇的」とさえみなされる出来事だった。しかし、こうした出来事を受け入れることで、人生について学んだことを伝えたいと、ジョブズはこの話をすることにしたのである。

最初の話は、大学中退後の彼自身の行動についてだった。その頃の彼はあちこちさまよい、ぶらつき、探検し続けていた。期待された大学という道に意味を見いだせなかった自分についてはすでに受け入れていた。そして、そのおかげで彼は気楽に他のクラスに「ふらっと行って」、新たな発見をした。何年かが経って、一連の点と点がどのようにつながり、驚くべきことに通ずるものかを理解したのである。

大学中退によって両親を失望させてしまったが、彼は自分の状況を受け入れてマインドフルに生き、人生を通して新しい発見にオープンであろうと努めた。物事はうまくいくものと信頼し、先の見えない現実を受け入れながら、自分自身、周りの人々、そして人生そのものを信じた。私たちは自分のしていることに意味があるのかわからずにいることが多い。だが、最後にはうまくいくと信じて生きることから、あらゆる違いが生まれてくる。

次にジョブズが話したのは、自分が創設したアップル社から解雇されるという予期せぬ話だった。仕事を失ったことに打ちひしがれ、自分は完全な敗北者だと感じ、一時は逃げ出すことさえ考えた。だが、それまでしてきたことが今でも好きでたまらないと気づいたジョブズは、もう一度、一からやり直す力を奮い立たせたと言う。

「成功の重圧に取ってかわったのが、何事にもあまり自信が持てないビギナーになった気楽さでした。自由になった私は人生のもっともクリエイティブな時期のひとつに向かうことができたのです」

それから五年の間にジョブズはネクストという新会社と、さらにピクサー社を興し、のちに妻となる女性と恋に落ちた。なんとも驚くべき展開によって、アップル社はネクスト社を買収、ジョブズはアップル社に返り咲くと、ネクスト社で開発された技術がアップルのルネサンスの中心となった。

スピーチの中でジョブズはこの時期についてこう振り返っている。

「アップル社を解雇されなければ、これらの何ひとつ起こり得なかったと確信しています。ひどく苦い薬でしたが、患者にはそれが必要だったのでしょう。時には人生がレンガで皆さんの頭を殴りつけることがあります。信頼を失くさないでください。私が進み続けられたのは、ただ自分のすることが大好きだったからだと確信しています。皆さんも自分の愛するものを見つけなくてはいけません……。もしまだ見つけていないなら、探し続けてください。立ち止まってはなりません」

失敗を受け入れるのは人生における最大の難題のひとつだ。ジョブズの場合、公然と知れわたる失敗だっただけに、さらに屈辱的であっただろう。とてつもない成功者となったあとでも、過ちを犯し得る自分を受け入れて自分を信じ続ける力がジョブズにはあったことが、新しい挑戦へと前進する鍵となったのである。

ジョブズの最後の話はとりわけ痛切であった。膵臓がんとの診断を受けたことについての話で、それから六年後の二〇一一年、ジョブズはこのがんのために亡くなっている。最初、それが手術で切除できる珍しい種類のがんだと判明する前、ジョブズは自分の命は残り二、三ヵ月だと告げられたと言う。この辛い試練から、自分の心と直感に従う勇気を持つ大切さについて学んだことを、ジョブズは語った。

それは、避けがたい死という運命、自分の持つかぎられた時間の認識、そして人間はいつか死ぬという現実の、究極の受容についての話だった。この意識を持てば、人生で本当に大切なことに注意を集中し続けられることを、ジョブズは伝えている。そして、私たちも同じように自分の有限性を受け入れて、自分ならではの人生を生きることを思い出すように促すのだ。それは、人生には神聖な目的、非常に強力で、その実現こそが自分の使命というような目的があるのだと思わせてくれるパワフルなメッセージだ。必要なのは、自分の心と直感に従う勇気なのである。

死を見つめる

自分の命は長くないと受け入れるのも、生きる方法だ。私の友人、ステンツェル夫妻の双子のアナとアイザも私にこのことを教えてくれた。二人は幼い頃に死と向き合い、どう生きるべきかをそこから学んでいた。子ども時代にはじめて嚢胞性線維症だと知った時から、長い間、この世を去るための準備をしてきたのである。その後多くの入院と治療を繰り返し、自分たちの肺は長く自分を支えられるほど強くないという厳しい現実に向き合わされた。そんな二人は、病気を完全にコントロールするのは不可能だが、生死にたいする自分の考え方をコントロールすることはできることに気づき、それによってすべてを変えられるのだと幼くして知るようになった。

アナは次のようなことを話してくれた。

「真正面から死を見つめたら、それが何をくれたと思いますか？　恐怖と怒りと不安と、でも、いろいろな形ですごい力もくれたのです。こういう感情をどれも経験しながら育ち、そのうちにそれらをしっかり捕まえて、じっと見つめて、感じられるようになったのです。死ぬことについて話せば話すほど、死ぬのが怖くなくなっていきました。それまでは皆が不安に思っていました。でも、不安にも意味があったのです。不安だったから何かせねばと皆が行動し、可能なかぎり病気にくわしくなりました。死を食い止めるのにどんな力やコントロールを自分が持っているかを知りました」

「一〇歳になると、私たちは同じ病気の子どもたちとサマーキャンプに参加するようになったのですが、毎年、亡くなった子どもたちのためにキャンドルを灯す朝の礼拝がありました。私たちの運命は決定的であるかのように思えて、そのうちに自分の番が来るのだと知ったのです。いつか、自分たちの名前も呼ばれるのだろうって。でも、この経験で魔法のようなことが起こりました。この点では私たちは皆一緒で、こういう人たちのことを知らないより知っているほうがいいとわかったのです。そこの皆が私たちに何かしら教えてくれました。彼らを知ったおかげで、人間であることのコアとは何で、私たちがここにいる理由のコアが何かわかったのです。私たちは互いにつながるために、人間の精神を大いに楽しむためにここにいるのです。結局、私たちが最後に望むのは、愛され、記憶されることだけなのです」

「時間が限られていると認めるのにはよい点があります。この世にインパクトを残すのにこれだけの生存期間しかないと理解しているから、ボランティア活動を行い、人助けの仕事を行い、本を書き、映像を撮り、ハイキングしたり泳いだり、心から楽しいと思うことをするのです。時間をムダにしている余裕がないから、私たちの信条は『とにかくやっちゃおう』なのです」

二〇一三年に亡くなったアナはこのようなシンプルな教えを残してくれた。「長い間死と隣り合わせで生きることで、私は本当に生きてきました。時間に限界があると知っていたから、一瞬たりともムダにしなかったし、私の人生はそのためにより良いものとなりました。これを知るのに病気にならなければいけなかったのは残念なことでしたが。私は思います。愛とつながりを感じたい、何か偉大なものの一部となりたい、インパクトを与え、心を動かされ、平和と満足を感じてこの世を去りたい、そう誰もが願っていると」

学生たちとその人生を共有するために、アナとアイザは何度も私の授業に参加してくれた。私はアナの人生のおかげで、できるだけ良い一日一日を送らねばと思うことができ、死という辛い現実にたいして否定し無感覚になるよりも、きちんと向き合って受け入れていこうという気持ちが持てることを、学生に話している。このように生きれば、どの一日、どの瞬間も新しく貴重なものだとわかり、今がそれを経験する最後の機会かもしれないと思いながら過ごしていくことができる。そういう意識と、人生の機会への感謝を持って授業に参加してほしいと学生たちに願っている。

手放すということ

ある学生に尋ねられたことがある。「先生の人生で一番難しいことは何ですか」。私は「手放すこと」だと答えた。

私たちは人や物を愛するようになる。しかし、物事は変化し、私たちは喪失に苦しむ。なかには自然の摂理による、避けられない喪失もある。自分に予定されたのではないものをどうやったら手放せるようになるのだろうか。自分の子を愛し、その子を育てることに心からの喜びを感じているかもしれない。しかし、その子は成長してあなたを必要としなくなり、自立し、自分で何でもできるようになる。これは自然なことだ。あなたは手放さねばならない。あなたの体も老いていく。若さを手放さねばならない。私たちに与えられた課題は、どれだけ優雅に手を離すことができるか、である。

聖書には手放すことに関しての素晴らしい智慧が見られる。

1 天が下のすべての事には季節があり、すべてのわざには時がある。
2 生まれるに時があり、死ぬるに時があり、植えるに時があり、植えたものを抜くに時があり、
3 殺すに時があり、癒やすに時があり、壊すに時があり、建てるに時があり、
4 泣くに時があり、笑うに時があり、悲しむに時があり、踊るに時があり、
5 石を投げるに時があり、石を集めるに時があり、抱くに時があり、抱くことをやめるに時があり、

６　捜すに時があり、失うに時があり、保つに時があり、捨てるに時があり、
７　裂くに時があり、縫うに時があり、黙るに時があり、語るに時があり、
８　愛するに時があり、憎むに時があり、戦うに時があり、和らぐに時がある。

（「コヘレトの言葉」３）

手放すとは——それが、考えであれ、物であれ、出来事であれ、特定の時間であれ、意見であれ、願望であれ——何かにしがみつくのをやめることである。それは、今この瞬間が展開するなかで、その流れに完全に入っていこうという意識的決意だ。手放すとは無理強い、抵抗、格闘をやめて、魅惑されたり拒絶したり、欲求や好みに囚われることなく物事をそのままにしておくことで、もっと力強く健全な何かを獲得することだ。

ほしいものがいつも手に入るとはかぎらない

ヴァルネラビリティを受け入れる必要性は、子ども時代だけでなくその後も継続して教えるべきであり、その重要さは青年期にさらに高まりさえする。息子の高校の卒業式に出席した時のことだが、数人の生徒によるローリング・ストーンズの名曲「You can't always get what you want」を聴いて、私の感情は大いに揺さぶられた。彼らは繰り返し歌っていた。

You can't always get what you want ... but if you try sometimes, you just might find, you get what you need.（ほしいものがいつも手に入るわけじゃない……けれど、やってみれば、時には必要なものを手に入れてるかもね）

歌詞にあれほどの熱意が込められていたのは、人生には意思の力ではコントロールできない非常に多くの物事があると、彼らが強く感じ始めていたためかもしれない。どんなに成功していても、自分で結果を決められない物事が人生にはやはりある。ほしいものをいつも手に入れられるわけでないと彼らは知っている。若者たちは叫んでいた。

「そう、ほしいものをいつも手に入れられるわけじゃないし、何でも思い通りにいくわけじゃない。わかっている、それでも、僕らはやってみることができる。できるなら彼らに知ってもらいたいが、ほしいものを得られない現実に順応する時、私たちはもっとも深い変化を遂げて「成長する」のだ。そうした瞬間に、私たちが現実を受け入れ、起こりつつあることに身を委ね、そして万事がうまくいく、何が起きても自分は対処できると信じるのなら、人生の教訓を学ぶことができる。物事はいつも思い通りにはいかないのだと受け入れながらも、最後にはすべてうまくいくと信じて、できることに取り組むことが大切なのだ。

エクササイズ6

1　「平静の祈り」の次の言葉について考えてみましょう。
私にお与えください　自分に変えられないものを受け入れる落ち着きを
変えられるものは変えていく勇気を
そしてふたつのものを　見分ける賢さを

2　自分ではどうしようもないことが起きて、無力さやヴァルネラビリティを感じた時のことを思い出してください。その時、どのようにその状況を受け入れましたか。一〇分ぐらいで書いてみましょう。

3　何かが起こり、その状況を自分の力でなんとかできると感じた時のことを思い出してください。行動に出る勇気をどうやって手に入れましたか。一〇分ぐらいで書いてみましょう。

4　自分が変えられること、変えられないことをどのようにして知るのかを考えてみましょう。それについて五分ほどで書いてみましょう。

第7章　感謝（Gratitude）

ある晩、出かけた時に道で四人を拾いました。そのうちのひとりはひどい状態でしたので、彼女のためにできるかぎりのことをしました。ベッドに寝かせると、その顔はとても美しい笑顔をたたえていました。彼女は私の手をとって、ただひと言「ありがとう」と言い、息をひきとりました。感謝に満ちた愛を彼女は私に与えてくれたのです。

マザー・テレサ（nobelprize.orgより）

ありがとう

祖母の葬儀がとり行われた愛媛県久万《くま》のお寺の壁にはポスターが掛けられていて、そこには食前のお祈りのポーズをとる若い女性の姿があり、「ありがとうから始めよう」という言葉が添えられていた。「ありがとう」は平仮名で書かれていたが、漢字表記の「有り難う」はこの言葉の深い意味を表現するもので、自分が受け取った奇跡に対する驚きと畏怖の念を表している。これこそが感謝するという意味なのだ。

いつも「おしゃべり」と呼ばれていた私の祖母だが、この世での一一一年の生涯が終わりに近づくにつれて、口数が減っていった。生前の祖母に会う最後となった訪問の際には、帰り際に感情が抑えられなくなった妻が、もっと会いに来られなくてごめんなさいと詫びたが、祖母は手を振っただけで、「心配ないよ、大丈夫」と言っているかのようだった。そして、両手を合わせて合掌すると、頭を下げて「ありがとう」と言った。

愛媛で一緒に暮らしていた頃に、私は祖母から感謝すれば人生はずっと良くなるものだと教わった。大人になるというのは、感謝を知るようになることでもある。この点において、私のこれまでの人生はけっして十分だったとはいえない。青年期には生きていることに感謝できないこともあった。こうだったらと理想を思い描き、けっして手に入らない想像世界と現実を比べることも多かった。あがきながらその瞬間を生きていた。しかし、やむことのない満たされない思いを感謝に変えたいと切望していた。

祖母と暮らし始めてから、「これこそが、人生を生きる意味のあるものにしてくれる、ずっと求めてきた瞬間だ」という意識を感じるようになっていった。

寅さんの映画で印象的なシーンがある。甥っ子の満男が寅さんに「人間は何のために生きてんのかな」と尋ねると、彼は「生まれてきて良かったな、って思うことが何べんかあるんじゃない。そのために生きてんじゃねえか」と答えるのだ。
マインドフルネスを実践するほどに、私はマインドフルネスと感謝との密接なつながりを見いだしていった。瞬間ごとの「授かり物」に目覚め、それに気づくことは、私を感謝で満たし、ありがたいと思う気持ちが育まれていった。完全に目覚めていれば、その瞬間の神秘と不思議がはっきりと見て取れた。どれほど多くが与えられつつあるかに気づけば、それは「有り難う」の漢字に表されているように奇跡であった。

非常に多くの小さな感謝表現が日本の日常生活のなかに溶け込んでいるが、それらの多くは仏教にルーツがあることを祖母は教えてくれた。たとえば、ムダを嫌う「もったいない」、自分の幸運にたいして他人に感謝を表す「おかげさまで」、食べる前に感謝を込めて命を受け取るという意味の「いただきます」などの習慣である。

今日、これらの決まり文句の深い意味に気づいている人は少ないかもしれないので、思い出してみるとよいだろう。それらの言葉は、私たちは他の生命とこの世界を共有しているより大きな生命の営みの一部であるという、深く染みついた意識下の理解から生まれてきたものである。伝統的日本文化には、神仏、祖先、周りの人々にたいする感謝と信頼があるのだ。

西洋文化の影響から、人間とはそれぞれが境界で区切られた個人、他の独立した個人に取り囲まれる独立した個人である、と私たちは考えている。目標とすべきなのは自分自身に磨きをかけること、そして何か価値のあることを生み出すように努めることだと思うようになっている。自分は誰にも恩などないと考えるようになっている。

しかし、それが本当ではないことがマインドフルになるとわかってくる。実際の私たちは、透過性の皮膜を持つ細胞のように、他の人々に依拠して絶えずやり取りしながら生命を保っている。その自分の姿を現実的に捉えたのが感謝なのだ。このやり取りは途切れることなく続いており、自分が何者でどう生きているかを決めている。感謝は特別なことではなく、基本的な感情なのである。

祖母は、感謝には当然ながら責任（義務、義理、負債）も含まれると教えてくれた。それはクレジットや借金というような責任ではなく、互いへの返礼を期待されない類いの責任だ。祖母がいつも言っていたのは、私はいろいろな人から実に多くのものをもらっているので、与えてくれたその人自身に返す必要は必ずしもないが、いつも次の世代や広い意味での世の中にお返しする義務があるということだった。アインシュタインも美しく述べている。

「深く考えずとも、日々の生活から、私たちは自分が他の人のために存在していることを知っている。第一に、その笑顔と幸福で自分自身の幸せが完全に決まってしまう人のためであり、それから、思いやりの絆によってその運命に自分が結ばれている多くの見知らぬ人のためである。一日に何百回と私は自分に言っている。私の内的、外的生活は、今生きているあるいは亡くなった他の人々の仕事を基礎にしており、これまで私が受け取り、今なお受け取り続けているのと同じ量を自分も与えることができるよう奮闘しなくてはならないのだと」（Albert

Einstein『The World as I see it』)

感謝と幸せの関係

誰もが少しは持つ過去の不運ではなく、誰もがたくさん手にしている現在の祝福を考えよ。

チャールズ・ディケンズ(Mary Dickens『My Father as I Recall Him』より)

感謝(gratitude)という言葉は、grace(優雅さ)、graciousness(上品さ、礼儀正しさ)、gratefulness(感謝の気持ち)などの語を派生しているラテン語のgratiaという語幹に由来する。このラテン語幹の派生語はいずれも親切さ、寛大さ、授かり物、無償でもらうことなどと関係している。感謝の対象は人間、自然、神、動物、宇宙などいろいろである。さまざまな実体験によって感謝の気持ちは引き起こされるが、たいていは誰かの行動をきっかけとし、個人的に良い結果がもたらされたと感じる時だ。

マインドフルネスでいう感謝とは、他の人からの援助にたいする感謝だけでなく、人生の肯定的側面につねに目を向けてありがたく思うことも含んでいる。感謝のもとは、特定の恩人に向けられるものとはかぎらない。たとえば「朝、目が覚める」というような平凡な出来事もそのひとつだ。何かを成功に導いてくれた自分の能力や環境をありがたいと思うところからも起こる気持ちである。

今日では、「感謝」への関心が非常に高まっている。感謝志向の人生が、飽くことを知らない願望や人生の苦悩にとっての良薬となるとの考えが一般的になりつつある。感謝を持って人生に向かえば、心の平和、幸福、身体的健康、深くて満足のゆく人間関係が手に入るのだという。感謝のあるライフスタイルが持つ幸福増進パワーに関する評判の本でよく見かける主張は、直感的に惹きつけられる内容だが、推測によるものが多く、厳密な実証はそれほどなされていない。

今日、研究者たちが日常生活での心理的幸福における感謝思考の影響分析に取り組み、感謝の効能について検証しているところだ。そして、今では感謝の気持ちは、精神的・社会的・霊的リソースを築くので、幸福の増進に効果的であると示す証拠が増えつつある。

もちろん感謝は新しいものではなく、思想史においても長い歴史を有する。どの文化や時代にあっても、感謝の気持ちを抱いてそれを表すのは、人の性格と社会生活の両方において基本的かつ望ましい側面であると扱われてきた。ユダヤ教、キリスト教、イスラム教、仏教、ヒンドゥー教、その他の宗教においても、感謝はきわめて高く評価されてきた人間的気質である。また世界中の宗教・道徳作家の間で、人間は受けた便宜にたいして感謝を感じ、それを表現する道徳的義務があるとの共通信念が持たれている。ここに、第一四世ダライ・ラマ法王から私たちが学ぶひとつの祈りがある。

尊い人生

毎日、目を覚ました時にこう思ってください。
「今日、私は幸福にも目を覚ますことができた。
私は生きている、
私には尊い人生がある。
私はそれをムダにはしまい。
自分のすべてのエネルギーを使って自分を成長させていこう。
心を他の人へと広げよう。
あらゆる命のために悟りを得よう。
他の人々にたいする親切な気持ちを持とう。
怒ったり、悪く思ったりしないようにしよう。
でき得るかぎり人々のために尽くすようにしよう」

(anlactemple.org)

宗教的あるいはスピリチュアルな集団では、生を「授かり物」とする、あるいは自分そのものを「祝福」とみなすような世界観を持つようになることを奨励している。アルコホーリクス・アノニマスなどの多くの自助団体や組織と同じように、内省の日や日常を離れるリトリートといった行事では、授かり物としての人生というテーマが掲げられる。感謝思考を日頃から訓練すれば霊的な意識の強化につながると信じられているためだ。

人生に感謝を抱くのは、適応のための心理術であるとともに、日々の体験を肯定的に解釈できるようになる重要な手段といえよう。人生のもろもろの小さな物事に気づき、感謝して、味わうことができる能力は、幸福を決める重要因子だと考えられている。自分の状況がいかに恵まれているか、もっと悪い状況だったかもしれないこと、あるいは実際に過去にはもっとひどかったことなどをつねに意識することで、苦悩が和らぐかもしれない。人生が与えてくれるものの価値が理解できれば、豊かさや幸福を感じられる。反対にその価値を認められなければ、貧して不幸だ。

感謝もまた共感能力に基づく感情であるため、他人のことは忘れて自分だけが幸福に浸るものではない。感謝の気持ちを持ってそのために行動がなされると、人々との絆や友好関係が築かれ強められていく。また、他人から受けた恩恵に注意が向くようになれば、自分は愛され気にかけてもらっていると感じ、協力したい気持ちが生まれ、利他的な行為が互いになされるようになる。

感謝の気持ちを高めて幸福度を改善しようと、臨床治療と日常生活のどちらにおいても適用できる簡単な方法がこれまでにいくつか開発されてきた。そのひとつは、人生で感謝している五つのことを書き出してもらうという研究から生まれたものだ。参加者にはこれを一〇週間続けてもらい、その後、別のふたつのグループ（苛立ちや不満だけについて書き出したグループと、重要な出来事すべてを書き出したグループ）との比較がなされた。

その結果、感謝していることについて書いたグループは他のグループに比べて、自分の人生全般を肯定的に捉え、未来により楽観的期待を持ち、身体的にも順調に感じ、目標に向かってより前進していると感じていたのである。

こうした調査が示すのは、自己誘導的な訓練を通して感謝の気持ちを引き起こせば、感情、体、人間関係のいずれにも良い効果をもたらすということである。人生の肯定的な面について考えるほうが、否定的な物事や重要な出来事に意識を向けるよりも得なのだ。

心理学者は、ポジティブな感情はマインドセットを広げ、永続的な自分だけのリソースを築くので、貯蔵庫となるこのリソースから必要に応じて援助を引き出せると考えている。他のポジティブな感情と同様、感謝の気持ちも認知範囲を広げて柔軟かつ創造的思考を可能にするものなので、ストレスや逆境への対応力をつける。そのため、感謝はその時々の幸福に寄与するだけでなく、将来においても人々が最適に機能して満足感を得る可能性を高めるのである。

さらに調査を進める必要はあるが、これまでの研究結果によって、感謝と心理的・感情的・身体的幸福との関係性が証明されている。感謝を感じる人はそうでない人に比べて憂鬱、嫉妬、貪欲の程度が低く、活力、楽観さ、社会的つながり、幸福感をより多く持っている。また、運動量がより多く、よりよく眠り、ウィルス感染にたいしてもより高い抵抗力がある。アルコール依存度合いがより低く、収入はより高い。感謝を感じて感謝を示す行動をとっている若者たちは、より非物質主義的な傾向にあり、目標設定がより高く、より成績が良く、頭痛・胃痛の頻度がより少なく、友人や家族や学校により満足している。

感謝が実にさまざまな形で幸福と関係していることを示すこうした結果は、幸福度を少しでも上げるには収入の大幅改善が必要だとする研究とは著しく対照的だ。感謝研究が証明しているのは、次から次へと所有物を蓄積しようとする人生よりも、すでに持っているものをありがたいと思う人生を送るほうが、より大きな心の平穏が得られることである。

とはいえ、科学的観点から言えば、現在のところ、感謝が実際に幸福感を引き起こすものかどうか、あるいはそれが実際に高い幸福感を持つ人々が経験する肯定的・能動的感情であるのかは解明されていない。この点についてはさらに研究が必要だろう。

それにもかかわらず、感謝が持つ道徳的かつ精神的な重要性については、私たちは子どもの頃から叩き込まれており、本能的にそれが自分にとっても他人にとっても良いものであることを知っている。マインドフルな感謝をベースとした暮らしはやろうとすれば誰にでもできることで、経験もそれが良い生き方だと私たちに告げる。ならば、ためらわずにそれを日々の生活の重要な一部分としていくべきだろう。

私のクラスも、感謝は人生をより幸福で満足のあるものにするとの考えをベースとしている。感謝の気持ちを抱けば、人生のポジティブな出来事の楽しい思い出が得られる。また、誰かに感謝を表せば、その人との関係を強めることができる。ベネディクト会の修道士であるデヴィッド・スタインドル＝ラストは、感謝の持つ「穏やかな力」について黙想し、こう記している。

「幸せになるために必要なすべてを手に入れても、何か別の物や、もっと多くをほしがるために幸せになれないでいる人を私たちは大勢知っています。また、私たち自身が望まないような多くの不運を背負いながら、心の底から幸せで、幸福感をふりまいている人も私たちは知っています。感謝が彼らを幸せにしているのです。感謝に満ちた生き方なのです。たまにではなく、一瞬一瞬が授かり物なのだと気づいた結果です。今という瞬間は私たちに何かをする機会を与えてくれています。一瞬一瞬が新しい機会なのです」(ted.com)

スタインドル＝ラストによる感謝のための3ステップ

1　止まれ。心を静める。止まることを思い出すために、生活に「止まれ」の標識を立てる。

2　見よ。目を、耳を、嗅覚を、あらゆる感覚を大きく開く。他人を助ける機会にも心を開く。何かをするように自分を促す。

3　進め。人生が与えるものを行動に移す。

スタインドル＝ラストは、暴力、戦争、抑圧、搾取など、感謝することはできないものもあるということを認めている。個人レベルでは、友人の喪失、不貞、死別などをありがたく思うことは不可能だ。夜遅い時間に大音量でロックを演奏する隣人や、自分を不当に扱う警官、無礼な上司など、誰かれかまわず感謝する必要もない。息子がハードドラッグをやっている、会社が倒産しかかっている、妻が病気になったというような何もかもに感謝する必要はない。また、飢えや渇き、政治犯にたいする拷問、児童虐待のような世の中の悪にたいして感謝を持って応ずる必要はない。

一方、どんな厄災も運命、カルマ、法（ダーマ）、自分を自分たらしめるものとの理由から、人生のすべてを受け入れるべきだと考える人もいるかもしれない。たとえば、ＴＥＤトークでは、少女時代にインターネットで「世界で一番醜い女の子」とけなされたある女性が、神が自分に何か学ぶべきものを、人々に教訓となるものを与えてくださったのだから自分は「恵まれている」と話したことがある。このような在り方には大いなる美しさがある。しかし、たいていの人間にとって、すべてに感謝するなど、できるだろうか。

多くの場合、私たちにできるのは、せいぜい受け入れることだ。わが子の死のような悲劇的出来事に感謝することなどできない。だが、受け入れることは可能かもしれない。自分のトラウマをありがたく思えないとしても、それを受け入れて勇気とともに前進することは可能であるかもしれない。

人生には、許すことで過去と折り合いをつけて封じ込めてしまうのが最良だという物事もある。許すというのは大目にみたり、忘れてしまうのとは違う。過去に受けた不当な扱いにたいし怒りを煽り続けるのをやめることだ。同じような非行が再びなされるのを容認するものではけっしてない。ただ、許すとは、ずっと昔のことを思い出して非難を繰り返すことに自分自身を費やし続けるかわりに、今という瞬間に生きるということである。人との関係に心を開き、非難、憎しみ、先入観、復讐から、新しい生産的な方向へとエネルギーを向けることが、許すということなのだ。

もちろん、多くの人にとってこれは非常に難しいことだ。調査によると、比較的簡単に許すことができるという人もあり、そういう人はより身体的に健康で、不安やうつ状態で苦しむ度合が少ない。しかし、大半の人は深刻な処置、あるいはちょっとした侮辱によってでさえもなかなか先に進むことができなくなる。被害者意識に浸り、受けた不当待遇に自分のアイデンティティをくっつけてしまう。怒りが自分の人格全体を支えるものとなって、許せば自分ではなくなると思うようになると、変化を遂げるのが不可能になってくる。

『The Power of Kindness（未訳：親切の力）』の著者であるピエロ・フェルッチは、許しにはふたつのステップがあると考えている。第一に、自分が感じた不当な扱い、時にはいまだ立ち向かえずにいるかもしれないほどの深刻な苦しみを、受け入れることである。そのひどい行為を許す前には、それを認めてたっぷり感じることが必要だという。

次に大切なのは、その行為をした相手への共感である。相手の立場に自分を置くことができ、相手の意図と、自分だけでなく相手の苦しみをも理解できるようになると、許すのがより簡単になる。なぜ相手がそうした行為をしたかがわかるようになる。許しと共感という脳の活動は、脳の同じ部分で行われるのだが、それもおそらく驚きではないだろう。

許すとは、誰の中にも存在する、自分が傷ついていない場所、健康で、開放的な場所へ移動することを意味する。その場所とは、禅では、つねにそこに存在しながらも私たちが忘れてしまっている、全体性を持った場所とされている。人生の醜い部分で汚されたり、妥協によって腐敗したり、不安に押しつぶされたり、恐怖で弱められたりしていない場所のことだ。傷のないその核たる場所を私たちは見つける必要がある。

その場所を見つける方法は人それぞれだ。瞑想がその方法だという人もいれば、自然こそがその方法という人、あるいは苦しむ人々や貧しい人々を助けることだという人もいる。芸術、音楽、祈りによってそれを見いだすこともある。健康な核である本当の自己ともう一度つながる方法は誰もが持っている。しかし、それは探して見つけ出す必要があり、これが人生最大の冒険のひとつなのである。感謝に通じる道は、ヴァルネラビリティと、自分の不完全さの受容にある。人はひとりでは生きていけないという現実と、私たちはスーパーマンになろうとする必要はないし、たいして賢くも完璧でなくてもありのままで良いという現実を受け入れた時に、感謝のもたらす穏やかな気持ちが得られるようになる。

するると、自分に対処できるかどうかわからないような難題が降りかかってきた時にも、何かを学ぶ機会が与えられていると考え、それに立ち向かうことができる。ありがたいとは思えないような物事は確かに多いが、何かをなす機会があると捉えれば、困難な時にたいしてでさえ感謝を持とうとすることができる。

どのような瞬間も与えられる機会にたいして感謝するのである。学ぶ、苦しむ、立ち上がる、こうしたすべての機会は与えられたものである。私たちはそれを使って、人生を意味のあるものにすることができる。失敗してもまた別の機会がある。私たちにはいつでも次の機会があり、それが人生の素晴らしく豊かなところなのだ。

スタインドル=ラストは、革命をもたらす力が感謝にはあると考えている。

「感謝がいかに大切か、いかに世界を変え得るものかに人々が気づきはじめ、感謝が波となって押し寄せています。感謝があれば恐れがなくなり、恐れがなければ暴力的になりません。感謝があれば不足感ではなく満足感から行動するので、進んで分かち合おうとします。感謝があれば、人々の間の違いを楽しみ、誰にでも敬意を払い、それが、私たちが生きているこの力のピラミッドを変えるのです。平等を生み出しはしませんが、平等に尊重されるようになり、それが重要なのです」

価値を見いだす知能

教育者として、感謝のもたらす恩恵をどう教室に持ち込むのがよいか、私は自分に問うようになっていた。私たちの教育制度は批判的分析、批判的読み・書き、議論をベースとしたものである。これら「批判」や「議論」といった言葉には、通常使われているような否定的な意味合いは含まれていないと主張されてはいるものの、やはり否定的な傾向がそこには強くある。スタンフォードのある学生などは、「私たちはひとつの論文や考えをこき下ろす方法を学んでいる」という言い方をして喜んでいる。

私自身、欠点を見つけては他の人の考えを退ける傾向を自分の中に認めていた。そして、そのせいでどれほど多くのものを逃し、失っているかを理解しはじめていた。そのため、もっと良さを認めるように自分のスタンスを変え、「この人から、この論文から何を学べるだろう」と問うようにしてみたところ、いつでも何か得るものがあると知るようになり、はるかに多くのことを学べるようになっていった。

そこで、このアプローチを自分の授業にも取り入れ始めたのである。今では、良さを評価するレンズを通して学生を眺めようと努めている。

同名の本の著者であるサッチェンケリーによると、これが「アプリシエイティブ・インテリジェンス（価値を認める知能）」である。それは「どんぐりの中に巨大な樫の木を見る」スキルだ。現実をあらためて見直し、まったく期待が持てそうにない状況にさえも秘められた可能性を見いだす、創造的な成功者に見られる能力ともいえる。このような知能を備えた人は現実的で行動志向であり、ポジティブな潜在力を見いだす能力だけでなく、それを利用して結果が出る行動方針を打ち立てる力も備えている。

つまり、価値を見いだす力は、強力なリーダーシップ資質なのである。こうした知能をリーダーが組織全体に広められれば、全従業員がより創造的で、レジリエントになり、成功を収めるようになって、充足感を得るようになるだろう。リーダーが意識的に「ダウティング・ゲーム（疑うゲーム）」の逆をいく「ビリービング・ゲーム（信じるゲーム）」を選択するのもよい。疑り深い目を皆に向けるのではなく、組織の原動力を組織内部の視点から理解することに努力を向けるのが信じるゲームである。

価値を見いだす知能は、組織の発展のための「アプリシエイティブ・インクワイアリー」と呼ばれるアプローチに活用できる。これは、ある組織・集団のヴィジョンや意思を導き出す知識を探そうとするアプローチだ。問題解決に必死になるより、その組織ならではの核たる強みを探して、それを基盤に新しい未来への共通したコンセンサスを作り出そうとするのがアプリシエイティブ・インクワイアリーである。組織を「解決すべき問題」というイメージで捉えるのではなく、「価値を秘めたミステリー」として捉えるのである。

アプリシエイティブ・インクワイアリーでは、メンバー、組織、それらを取り巻く世界が持つ一番良いものを探し出そうとする。また、現行のシステムがもっとも活発で効果的で、経済・環境保護・人間的見地からもっとも優れている時に、それに「生命力」を与えているものが何なのかを発見しようとする。

このアプローチをとる人は、メンバーと、過去・現在に持つ強みだと思われているもの、さらに実行可能で意義ある未来のヴィジョンとを統合させようと模索する。現状のなかのベストをしっかり観察することから始め、組織がなり得るかもしれない姿を言葉に表し、どうあるべきかに関して全体で一致した意見を持ち、あり得る姿について一丸となって実験を行う。

これは自分たちの良さに気づけるというだけでなく、応用性、刺激、共同性を持つアプローチなのである。否定、批判、悪循環を生み出すばかりの分析にかわって、そこには発見、夢、設計がある。

授業では、敬意を込めた傾聴を行うことと、批判的分析や論争を最低限に抑えることによって、この知能の発達に取り組んでいる。たとえば、「聞く・読む」という作業でも価値を見つけようとするアプローチを取り、議論、主張、説得にかわって「理解」を試みる。誤りを見つけると、よく聴きもしないで他人の考えを退けてしまう癖に注意する。誰かが「神」などのキーワードを用いると、話の内容から気持ちが逸れてしまうことについて考える。そのような態度を取るのではなく、語られている内容そのものを捉えて、違う言葉で理解できないかと試してみる。

また、自説を展開し合うのではなく、互いの誠意に感謝しながら自分たちのストーリーを語り合う。クラスメートの発言に価値判断を加えることなく応じ、その良い点や自分とのつながりを探す。誰かひとりの個人が勝者となる、競争によって優劣を決めるような対話ではなく、むしろ集団での進歩を目指したウィン・ウィンの対話に取り組んでいる。

授業の活動のひとつに「ありがとう」というものがある。全員が教室を歩き回り、誰かひとりに近づいて「あなたに贈り物があります」と言いながらそれをその人に差し出し、受け取り手は、自分がもらったものに名前をつけて「〜をありがとう」と言うというものだ。教室の全員とペアを組むまで、この作業を続ける。終わったら大きなグループになり、贈り物をもらった時にどう感じたか、贈り物に名前をつけることをどう感じたかを話し合う。

感謝の円となって座り、交代で「〜に感謝しています」と言いながらぐるりと回るという活動を行うことも多い。何度も繰り返し回るうちに、次第に感謝できるものがなんと多くあることかと気づいて驚くようになる。

授業では、学生による創作的表現を用いたプレゼンテーションも行っている。聴衆となる学生らは自分が気に入った点を評価して本人に返す。最終日には終了の儀式があって、これは、各自がクラス全体に感謝を表す機会となっている。この授業期間中、学生らは感謝の持つ感情的激しさ、そのシンプルさ、その純粋さに絶えず感銘を受けている。

また、学生が表す感謝はひと回りして私のもとへと返ってくる。最近の授業で、ある学生から「先生の人生で最高の瞬間って何ですか」と質問され、私はこう答えた。「君とここにいる今だよ」。そのような言葉が出てきたことに自分でも驚いたが、さらに驚いたのは、自分は本気でそう感じていると気づいたことだ。それは、心穏やかで素晴らしい感覚だった。私は自分がこの瞬間に正しい場所にいるのだと知った。私はそこにいたいと思っていた。過去の素晴らしい瞬間を考えたり、未来の空想に耽ったりしていなかった。この瞬間にマインドフルであり、この機会に感謝していた。

智慧や思いやりや純粋さはすでにあなたの中にある。だが、直接体験によってそこにあることを知らねばならない。だから、私たちは体を用いた、体得的学びを実践するのである。

内観――内省のひとつの方法

感謝こそ天国そのものだ。

ウィリアム・ブレイク（Alexander Gilchrist『Life of William Blake』より）

心理療法士になるための勉強をしていた時に出会ったのが森田療法と、「内観」であった。どちらも当時私が西洋の心理療法で学んでいた内容とは非常に対照的だった。東洋の霊的・心理的伝統を活用したこの内観というのは、自分の人生、他者との関わり、周りの世界に与えている自分の影響をじっくり見つめるための体系立った方法である。

内観という日本語は「なかを観る」あるいは「内省」を意味している。より詩的な訳では「心の目で自らを眺める」ということになるだろう。つまり、自分自身、自分の人間関係、人間という存在の根本的性質の理解に役立つ、体系的な内省手法なのである。内観は浄土真宗の一派に属した敬虔な僧侶、吉本伊信によって考案された。その強い宗教心によって、彼は見調べという、辛く厳しい黙想を行うにいたった。これを一般に利用できるものにしたいと願って開発したのが、より広く取り組める内観という方法である。

内観では自分自身を見る鏡として、自分が他者と築いてきた関係を用いる。「人からしてもらったこと」「して返したこと」「迷惑をかけたこと」を調べるのである。人間である私たちは、内省することができ、自己や人生の意味を探究する欲求と能力を備えた、全世界で唯一の存在かもしれない。私たちは自分自身の思考や感情を観察し、過去の行動や出来事を思い出すことができる。自分を省みるこの能力が苦悩を生み出す原因なのだが、そこに自由への鍵が握られてもいる。内観は現実にたいする見方を広げる。真摯に取り組むなら、内観は、私たちの生き方に関する素晴らしい洞察へと通じているのである。

トルストイは次のように書いている。

「人は外的な問題の解決法を探ることを離れ、ただひとつ、人生をどう生きるべきかという本当に内的な問題を問いさえすればよい。そうすれば、すべての外的な問題は最良の方法で解決するだろう」（todoinstitute.org）

自分が感謝している一人ひとりについて考えてみると、所有物、能力、性格的特徴、考えなど、自分が持っているものはすべて誰かから届いた、あるいは誰かの存在によってもたらされたことに思い当たる。もちろん私たちが感謝を感じる相手が、自分を憤慨させる相手であることも多い。親などもその一例だ。腹立たしい思いは感謝を見えなくさせてしまう。不当な扱いを受けた傷や激しい怒りは誰もが抱えている。どんなに小さくとも、良い面に意識を向けるのが私たちの課題だ。

真摯に自分自身を調べあげるには自分の間違い、失敗、弱点に目を向けねばならないが、これも容易な作業ではない。迷惑をかけた自分の罪や行動を、認めなければならないのだ。前述した「一二のステップ」プログラムの四番目のステップは、探究を通して恐れずに自分自身の棚卸しをして目録を作るよう求めている。不注意あるいは他の人の手前から、おろそかにしてきたことについては誰にでも心当たりがある。このような内省を行うことで、他の人のせいにしたり、自分が受けた扱いへの愚痴をこぼしたりするのを防ぐことになる。

内観は自分に焦点を置くほうが生産的であるという考えから、非難や後ろ向きな姿勢を許さない。幸福は、多くのものを日々、瞬間ごとに授かることで自分たちは生かされているという世界観を維持できるかどうかと関係しているという。

心理療法士である私にとってこの考えは納得できるものだ。健康な人々は他の人を非難しないで感謝する傾向がある。感謝を感じているクライエントは回復し、心を開き、自分を過信することも過小評価することもない。自分の置かれた状況に価値を見いだすことができて、人生の良い点を正しく認められるのである。

内観を知ったことによって、私は感謝の力や、感謝に満ちた心を育むことについて新たな理解を得ることができた。これを私は、「死を想像する儀式」——日々、死を意識しようとする習慣——に結びつけている。こうすることで、授かった命そのものへの意識が高められていく。すると、毎日が新しいものとなり、本当の自分を生きる可能性が浮かび上がる。

内観では三つの問いが繰り返される。それらの問いが家族、友人、先生、仕事関係者、ペットなどとの関係を振り返るための土台を与えている。自分の人間関係をひとつずつ吟味するごとに、自らの人生の現実が見えるようになってくる。

誰かとの関係をくわしく調べる時には、まず「相手に何をしてもらったか」を問うことから始める。こういう多くのことを私たちは当然だと考えてしまい、自分にその権利があるかのように、してもらっていることに目もくれないで一日を駆け足で過ごしている。ほしいものは何でももらえる価値が自分にあるかのように、期待が満たされないと腹を立てることさえある。

この問いは注意を、周りの人が与えてくれる多種多様なサポートに向けさせる。してもらったことをあげてみると、どのように自分がこれまで育てられ、助けられてきたかという現実がよくわかるようになるだろう。より深い感謝の念がおのずと生まれるはずだ。

二番目の問いは、「自分はその相手に何をして返したか」である。与えてきたものの少なさに驚き、がっかりすることも多いものだ。親切への返礼や、思いやりを拡げていくうえでの努力不足を思い知らされるだろう。

最後となる三番目の問いは、「自分はどんな迷惑をまわりにかけてきたか」である。その答えを考えることで、迷惑や不便のもととなりながらそうと気づかずに過ごしてきたかもしれないことがわかる。また、「あれは事故だった」「わざとではなかった」と言い訳したり、「たいしたことじゃない」と片づけてきた自分に気づくかもしれない。

西洋の心理療法とは異なり、内観には他の人から受けた害を認識するステップは存在しない。しかし、内観は周りの人々への評価が改善されるなどの好ましい結果をもたらして、多くの個人に深い影響を与えてきたため、日本社会では他の分野においても用いられるようになっていった。今日では、日本国内外に内観センターが設置されて、内観はメンタルヘルスに関するカウンセリング、中毒治療、受刑者の更生、学校、ビジネスなどでも実施されている。私たちは内観を通して、他者から授かった恩恵への自然で深い感謝の念、そして、人生の意味と他者の幸福と繁栄に貢献する力を見つけたいという健康的な思いを育てていくことができるのである。

病気における感謝

花待つに胸の病といふはよき

俳人の黛まどかは二〇世紀の俳人である永作火童《ながさくかどう》の句について語っているが、彼のこの句は自らの病について考え込むかわりに、桜の開花を待つという高揚した喜びと痛ましさに焦点を当てている。この数年後に永作が死去したことを知れば、さらに胸を打たれるだろう。だが、病気を季節を楽しむ機会として捉えたことにより、俳人は体験から本質を抜き出して変容させ、自らの人生に霊的な純粋さを与えたのである。その魂が病に打ち勝ったのだ。

私の同僚のバーネット・ピアスは末期がんとの闘いを日記につづった。それには彼が生きていることにいかにマインドフルであったかが溢れている。生きていることを当たり前だと思うことなく、一瞬一瞬を十分に味わっていたことがうかがえる。そして、生きていることへの感謝が繰り返し述べられている。

「二、三度太極拳を繰り返すと体が温まってきた。肌に涼しい風を感じ、自分が生きてそれを感じられていることを祝った。花も鳥も『必要』以上に美しく、私はそれを楽しんでいる。リスが木の実を食べるのを眺めて、背中を丸めたその横に尾をくるりと巻きつける形状の美しさに敬服した。朝に、それから一日に何度も妻の顔を見ては、そうできる機会を喜んでいる。隣の人たちが何気なく互いに助けとなることをしている様子や、知らない人が親切なもてなし、礼儀、思いやりを贈っているのを見ながら、自分で『瞬間の優美』と呼んでいるものへの感受性を養っている。これまでもつねに美しさ、特に自然の美しさを楽しいと感じてきたが、自分がここまで激しくそれを味わえるようになるには、この頭を蹴られたような衝撃、これらすべてが奪われるという専門家のこの予言が必要だったのだ。私は今日という日、明日への期待、そして自分が意義深いと感じる仕事をする機会に、深く深く感謝している」（Barnett & Kim Pearce『Facing West : On mortality, compassion, and moments of grace』）

　本書ですでに触れた双子のうちのひとりであり、『The Power of Two : A Twin Triumph over Cystic Fibrosis（未訳：嚢胞性線維症への双子の勝利）』の共著者であるアナベル・ステンツエルは、亡くなる二ヵ月前の二〇一三年七月、この本の第二版のあとがきに以下のような感謝の言葉を記している。

「長い間死と隣り合わせで生きることで、私は本当に生きてきました。時間に限界があると知っていたから、どんな時間もムダにすることはなく、私の人生はそのためにより良いものとなりました。これを知るのに病気にならなければいけなかったのは残念なことでした。でも、人は皆、なんのために頑張るのでしょうか。私が思うには、誰もが愛とつながりを感じることを望んでいます。何か偉大なものの一部となることを望んでいます。影響を与え、心を動かされ、平和と満足を感じてこの世を去りたいと願っています。幸運にも、チャンスを得る大きな理由と状況があったから、そういうすべてが私には転がり込んできました。私たちの映画も本もインパクトを与え、類いまれな人たちが私を囲んでくれ、私は神や、伴侶や、若い姪っ子たちや、私の新しいバセットミックスの子犬のティモンからでさえ愛を感じてこられました。この旅を通して、思ってもみなかった素晴らしい風景を見てきたのです。人間の感情の最高のなかの最高、最低のなかの最低も感じました。悔やむことは何もありません」

アナは定期的に私の学生たちに話をしに来てくれたが、その学生の多くは、彼女がかつてそうだったように、医療を提供する仕事を目指していた。彼らは熱心に耳を傾け、年齢をはるかに超える彼女の叡智に深く心を動かされた。その週のジャーナルを読むと、授かったものへの感謝とともに生きることについて、どれほど多くをアナから学んだかが書かれていた。また、授業での話し合いでは、アナが自分の物語を共有してくれたという経験によって、小さなことへの感謝を抱き、自分自身や他の人のはかなさやヴァルネラビリティを受け入れてもっと精一杯生きる勇気を得たことが語られた。

アナの母親であるハツコ・アリマにとって、アナが四一歳でこの世を去った時、多くのことを成し遂げるためアナが授かった時間への深い感謝と喜びは、娘を失った悲しみにも匹敵する大きなものであったと話した。ある別の親が語ってくれた言葉だが、「私たちにとっては、子どもとのあと一ヵ月、あと一年、あと五年が手に入ること――ある意味、それがすべてなんです」

バーネットと同じように、アナも時間をムダにしないで、その瞬間と与えられた機会に感謝できるようになるには、病気になる必要があったと書いている。バーネットは彼の病気を「目覚ましコール」と呼んで、自分へのメモに冗談めかしてこう書いている。「次はお前の注意を引くのに、宇宙にそんな大声で叫ばせるなよ！」。そして、日々どの瞬間にも感謝し、自分に残された瞬間瞬間を気持ちよく生きることを約束すると書いている。

老いもまた感謝に満ちた人生を送るうえでの課題となる。私たちは人生の変化を受け入れがたく感じ、手元にあるものを失うまいともがく。しかし、進んで恐怖を受け入れるのが、それから解放される方法だ。人生で変化は避けられない。だがその必然性を積極的に受け入れることはできる。

ガウタマが仏陀になった時には、菩提樹の下に坐して悟りを開いた瞬間にその葉がすべて落ち始めたと言われている。これは、悟り、あるいは仏性をあるがまま眺めるとは物事にしがみつくのではなく、自然のまま落ちるに任せることだということを美しく象徴するものだろう。

年を重ねるごとに体の老化を目にしては、人は辛い喪失感を覚える。体がぼろぼろになり、以前ほどいろんなことがうまくいかないと感じる。

だが、老いのサインと闘うのは、自分が自然の一部だという現実から逃げることだ。私たちは生命には季節があると繰り返し教えてくれる自然の一部だ。私たちは春を待つ必要はない。

永遠の春、永遠の秋があり、私たちの季節はどれも永遠で、それらはまさにここ、私たちの中にあるのだから。

だから、いつであろうと感謝し与えるべきひとつの時、人生の価値を感じるべき時なのである。年をとるのが素晴らしいのは、これらすべての宝物を自分の中に持っていることに気づくことができるようになるからである。

私は若者たちにこう伝えている。

「君の人生に感謝しなさい！　そのためには、今ここにいなくてはなりません。美しいものは自分の外にあると思ってはいけません。ここにいるとは美しいものを自分の中に見るだけでなく、美そのものになるということです。そうすれば、感謝が自然と芽生えます」

「今はただ感謝だけが残る」

亡くなる少し前に、私の友人の爽はこんな言葉を書いた。「今はただ感謝だけが残る」。彼が七一歳の時のことで、これは四四年間連れ添った妻の千緒にたいして書かれたものだ。千緒は彼よりほんの数ヵ月前に六五歳で先立った。彼と同じ、東京の聖路加国際病院でのことだった。

妻が肺がんと診断されてから最後のステージまでの間に、爽は千緒のために感謝を込めて看護することについて学んだ。介護者となって、妻が病気と闘うのを助けることに自分を捧げたのだ。だが、その仕事は翌年、彼自身が胃がんであると診断されたことで、とてつもなく辛いものとなった。妻より長く生きるだろうと思っていたのに、突然、最後まで彼女の世話ができるだろうかという心配に襲われた。爽は介護者だけでなく、旅仲間ともなり、千緒ががんのステージを先に歩み、問題のひとつひとつに直面するのをあとから追いかけていった。

妻を失くした大いなる悲しみのなか、爽は千緒が書き続けていた日記を見つけた。日記を読むと、疲れ切っていた思いは吹き飛び、読みながらまるで妻の声が聞こえるようで、彼は心地よさや慰め、励みを得た。爽自身も日記をつけていたことから、このふたつをひとつにまとめてみようとの考えが浮かんだ。すると、毎日は小さな目的で満たされるようになり、ひとりきりの人生のむなしさや、蝕《むしば》まれていく体のことを忘れることができた。

自分たちの苦境を理解しようとして、爽は千緒に尋ねる。

「今や、オレたちはパーティとして遭難している状態だと思う。何が遭難の原因だったんだろう？」千緒は自信ありげに言う。「天変地異ということもあるわよ。運命というか」

彼女はこの運命にすら感謝の気持ちを向ける。

「私は未知の経験をしてるって思ってるの。そのおかげで、もうちょっと苦しんでいる人たちの気持ちに寄り添えたり、言葉ひとつにももっと気持ちが込められるようになったりするんじゃないかなぁ」

この同情心こそが千緒ががんになった原因だと爽は思っている。うつ病の母親の看護に見せた彼女の慈悲深い優しさこそが。しかし、爽が千緒の母親を恨みに思うのにたいして、千緒はそれを自分の運命だと受け入れて、こんなふうにさえ言う。

「母さんにもっと優しい言葉をかけてあげればよかった」

千緒の肺がんは優しさのせい、自分の胃がんは怒りのせいだと信じる爽は、その大きな皮肉について思いをめぐらせる。

爽は千緒を観察しながら、どうして自分ががんなのかを問い続ける。千緒の母親を責めていたが、次第にそれは自分が望んだことだったのではと思うようになっていく。千緒は彼を慰めて言う。「ごめんね、ストレスかけちゃったんだね。これでもう、すっかり戦友になっちゃったね」。これを聞いて爽は、自分は病気になったことを通して、がん患者とそうでない人を隔てていた溝を埋めたのだと気づく。「千緒に『戦友』と呼ばれたことで、ひとつであるような穏やかな気持ちになりました」

運命であり神の思し召しだとしてすべてを受け入れる、と千緒は爽に告げる。彼女は落ち着いている。しかし、爽には理解できない。

「こんな重い病気になったのに、どうしてそんなに明るく陽気でいられるんだい」と爽は尋ねる。千緒は笑って答える。

「なぜって、周りの人たちが親切にしてくれて感謝しているからよ」

自分の世話をしてくれている人たちへの感謝、美への感謝、真理への感謝を抱いているのだ。芸術家の千緒は人生のちょっとしたことを喜ぶべきものと気づき、認めることができる――ごはんと味噌汁というシンプルな食事、世話をしてくれる看護師、食事を運んでくれる人たち、息子たち夫婦、生薬、病院からの薬、朝の運動、ゆったりと新聞を読むこと、そして、「パートナーと共にいるヒロイン」のように家で暮らすこと。

亡くなる少し前に、千緒は日記にこう書き残した。

「西洋医学の医者の見立てでは、私はもうとっくにこの世にいないか、臨終の床についているか、ということになるのでしょうが、なぜか私は毎朝新しい命を頂き、感謝にあふれて、ふじばかまの香りを胸いっぱいに呼吸しています。

夕方、爽さんが、明日は結婚記念日ということで花束を買ってきてくれる。夜、床についてから、どうしてこんなに素晴らしい夫とめぐり合えたのだろうか……と考える。もうあちらの世界に行ってしまっていたバアちゃんの祈りだろうか……（自分は不幸だったから、愛する孫娘のために、めぐりあわせてくれたのかなぁ）。それにしても、こんなにあちこち抜けている私にもったいない男性がパートナーなんだもの。皆にうらやましがられてます。有り難いなぁ」

千緒の心がいつも穏やかであったわけではない。時には、自分でなんともしがたいところで起きていることに身を委ねなければならないことに苦悩している。また、彼女は周りの人の負担となりたくない、もっと生きたいという欲求を感じる時には、長く生きれば、死ぬ準備を整えつつありながら自分のために生きなければと感じている爽に迷惑をかけることになるのではないか、と心配になる。

爽は最後のステージまで千緒に付き添い、自分の「準備はできたかい？」との質問に彼女がわずかに頷いたのを、苦痛から解放する睡眠薬の点滴を求める合図だと解釈した。それが春のことで、その年の秋には爽も同じホスピスに入院した。

彼の最後の仕事『二本の木─夫婦がん日記』は、爽の魂のリハビリテーションとなり、同じがん患者として妻のあとを追った爽の、二人の愛への遺産となった。それは本となり、NHKのテレビ番組となって賞を得、さらにはオペラにもなった。それは、暗い森を一緒に通り抜けるなら、末期疾患の最後の数時間であっても愛は育つことができるのだと、優しく証明している。

爽の最後の言葉は私の心に残っている。

「妻を看取ることができ、さらにこの記録をまとめることができた。運命は思ったよりも執行猶予の時間を与えてくれた。この作業のおかげで、私は以前に増して妻の優しさと強さを深く感じ取れるようになった。それが、私の残る日々を支えてくれるに違いない」

「幸せな二人旅だった。今はただ感謝だけが残る」

エクササイズ7

1 枕元にノートを一冊用意し、感謝日誌とします。
2 毎晩、寝る前に、その日にあった五つの感謝していることを書き留めます。
3 その時、自分自身、自分の人生に関係している他の人、状況、体験などについて書きます。
4 これを最低でも一週間続け、自分がどのように感じているかに気づくようにします。

第8章　義理、人情、責任（Responsibility）

私はひとりの人間として、自分の幸福は他の人々次第であると認め、人々の幸福を気にかけるという道義的責任を真剣に受け止めています。人類の未来が祈りや善意だけで為し得ると考えるのは、現実的ではありません。行動を起こす必要があります。そのため、私の第一のコミットメントは、でき得るかぎり人間の幸福に貢献することです。

ダライ・ラマ（anlactemple.comより）

「特権」と「責任」

スタンフォード大学の卒業式では、学長から卒業生全員に向けて「スタンフォード大学からの学位に伴われる権利、責任、特権」を授ける瞬間がある。学長がこの「特権」という言葉を発すると、学生たちも学長と声を揃えて、そう叫ぶのである。学生たちは楽しんでいる様子だが、私はこの瞬間を迎えるたびに、落ち着かない気持ちになる。彼らが権利や責任に比べて、「特権」にずっと大きな価値を置いていることの表れのように感じるからだ。私にとっては、「権利」は自分や他人を守るための手段としてきわめて重要なものだ。そして、「責任」とは、社会への奉仕を通して、自分が持つ価値を行動に移していくということだ。

そんなことから、ある年、学位を授けたそのすぐあとのスピーチで学長自ら直接この点について触れた時は嬉しかった。学長は、教育が与える権利や特権には責任が伴い、卒業生は自分の知識をうまく使い、世界をよりよい場所にし、自分がスタンフォードで受けたのと同じ機会が次の世代にも間違いなく与えられるようにしなくてはならないと語った。

これまで私は、自分の権利と責任と特権のバランスのとり方が重大問題となっている卒業生を数多く見てきた。大きな山を登りきって今、一休みして大喜びしているところだろうが、新たに獲得した自由には責任が伴うということを、私はネルソン・マンデラの言葉を借りて、卒業していく学生に考えてもらうことにしている。

「私はこれまで自由への長い道を歩んできました。躓かないように努めてきましたが、途中、道を踏み外すこともありました。ですが、私は気づいたのです。大きな山を登りきってみると、人はただ、もっと多くの登るべき山を見つけるのだと。私はここで少し時間をとって休憩し、こっそりと私を取り囲む栄光に満ちた光景に目をやり、歩んできた道のりを振り返りました。しかし、休むのはほんのひとときです。自由には責任がついてくるからです。だから、居

座ることはしません。私の長い歩みは終わっていないのです」(nelsonmandela.org)

自分自身の経験を振り返ってみると、私もアメリカの名門大学を卒業し、日本では別のエリート大学の教員となった。特権や資格や地位に耽りたいという欲求を掻き立てられることもあった。そこで責任を引き受けることが、特権が持つ魅力、誘惑、麻痺、馴れ合いに絶えず必要なバランスなのである。

ハーバード大学を卒業した私は東京大学に採用された。東大の赤門をくぐり、教育学部および留学生センターの助教授としての業務に日々いそしみながら、その特権漂う雰囲気に酔いしれていた頃、ある日、母からの電話に驚かされることになった。当時の私は自分から母に電話をすることはあまりなかったが、母が電話をしてきて、こう警告したのだ。今のお前はとても自己中心的で、他の人への責任を考えないまま、ただ自分の好きなようにやっている、と。

私は最初、それは間違っていると考えて、聖書に書かれている若き日のイエスの話を思い出した。イエスの姿が見えなくなって、彼の両親はイエスを捜しに出かける。ようやく彼らがイエスを賢者たちの中に見つけると、母親のマリアはお前は心配をかけたといってイエスを叱る。しかし、イエスは冷静にこう答える。「私が父(神)の仕事をしているに違いないと、知らなかったのですか」

私はこの話が好きだ。私たちは自分だけの目的を見つけ出し、それに向けて行動するために生を受けたことを思い出させてくれる。私たちには両親の束縛を断って、恐れることなく世界へと進む必要があるのだ。当時の私は、留学生のコミュニティ作りを通して彼らのニーズを満たそうと努めたり、また、揉めごとの調整、擁護活動、カウンセリング、指導によって彼らの苦闘のサポートを行ったりに忙しく、東大の教員としての仕事によって自分の使命をまっとうしていると感じていた。同時に、私は二人の息子たちを育てることにも献身的だった。

同じ年頃の人と比べても、自分はまずまずやっているだろうと思っていた。心理学者のエリク・エリクソンは、成人期に共通した課題を「生殖性 vs.停滞」と呼んでいる。この時期にある多くの男女が、自己没頭や自己陶酔状態になって自分事にしか関心を持たないでいると、停滞感や退屈を感じるようになり、ひいては有意義な成果を生み出せないでいることに気づくというのである。しかし、私は明らかに生殖性に関与し、次世代の幸福に関心を示して、子どもの養育に励み、人々の面倒をみて、生産的な活動を行い、コミュニティに参加していた。

「義理」と「人情」

一見すると私は停滞を避けて、この時期の心理的危機にうまく対処していたように見えていた。しかし母は、私の人生は、多くの点で順調で成功しているとしても、まだ大切なものが欠けていると言っていた。私の愛や責任ある行動を特定の人だけに限定するのではなく、他の人々、特に母や祖母や姉や姪たちにまで広げることが必要だと言うのである。この思いを伝えるのに、母は「義理と人情」という言葉を用いた。

義理というのは古い概念で、日本文化の重要な伝統的価値だとされることも多い。とはいえ、若い世代は義理を「義理チョコ」に見られるように、負担に感じているかもしれない。最近ではこういった義理は無意味な儀式、時代遅れの伝統だとみなされている。また、義理は自己犠牲、つまり、誰かのために自らを犠牲にすることを個人に求める考えであると、否定的に捉えられる場合も多い。

しかし、母が教えてくれた義理の本当の意味とは、人情と結びついたものだった。人情もまた、日本文化に不可欠な要素だと考えられている。しかし、人情は義理と区別され、ふたつはまるで相容れない別個のものであり、どちらか一方を選ばねばならないかのように捉えられることも多い。だが母は、本当の義理というのは人情と切り離すことができないと言った。そして人の情と責任のふたつを結びつけることが責任ある行動をするということだと言った。

この考えを両親は私が子どもの頃から少しずつ植えつけていった。お前には才能があるんだから、他の人への責任があるんだよ。そうして、私は心理学の博士となり教授となった。その後の人生では、祖母が繰り返し、私が子どもたちや、妻、母、社会にたいして持っている責任について口にしてきた。周りの人からたくさんのものをもらってきたのだから、お返しをしなくてはいけないのだと。私も学生に向けて同じメッセージを送っている。周りの人々と思いやりの心でつながるのは責任の一部なのだと。

こうした教えのおかげで、責任感がこれまでいつも私を導いてくれた。ハーバード大学に行くと決めたのも、東洋と西洋、日本とアメリカの間の架け橋になろうという使命感を持ってのことだ。この使命感のために、名門大学でのエリート専門職においてさまざまな誘惑を受けながらも、正しい道から外れずにいることができた。自分の使命の達成のために、たとえば日本語と日本文化の学習に長年にわたって本気で取り組むなど、この道から逸れないような選択をしようと努めてきた。級友たちがトレーニング機関としてハーバード大学病院を選んでいた時にも、私はアジア系アメリカ人と一緒に働ける環境だとの理由から、サンフランシスコにあるコミュニティが提供する無償のインターンを選んだ。

人種的トラウマなどさまざまな事情によって、私に孤立意識や疎外感が植えつけられていき、私を悩ませてきた。周辺的存在といった感覚、境界に立たされているような感覚をずっと味わってきた。それは部外者、異邦人として、ふたつの国の合間の、境界部分に住んでいるような感じだ。そこには代償もあった。オリバー・サックスの言う三つのB、Belonging（所属すること）、Believing（信じること）、Bonding（絆で結ばれること）との格闘である。

だが、この闘いがあったからこそ、私はパッション（情熱）を授かり、それをミッション（使命）へと変えていくことができた。差別を知ったことで、抑圧された者への愛や、不当行為を許さぬ心を得たのである。

この愛によって、私の仕事はさまざまな可能性へと導かれ、カンボジア難民、アジア系移民、留学生にたいする医療活動などへと広がっていった。東京大学では、制度的に周辺に追いやられた人々のなかにコミュニティを築き、つながりの輪が広がる手助けをして貢献するのが自分の仕事だと考えていた。また、研究者としては、個人および社会的レベルでの多様性の包摂（社会のなかに取り込むこと）と、あらゆる人々の公平な扱いというテーマに導かれてきた。私が指導するNPOでは、人生の試練によって傷つき、精神的ショックを受けた人々を癒やし、再び元気を取り戻させるための空間作りを目的としてきた。

こうした努力が多くの人のためとなり、私はそこに満足と意義を見いだしてきた。しかし、この誰かの役に立つ仕事とは、私の努力によって、卒業式でのスタンフォード生が高らかに表現していた特権にバランスを与えるものだったことも自覚している。私はこれまで裕福に暮らしてこられた。豪勢ではないが、少なくとも快適な生活を送ってこられた。褒美を与えて能力主義の幻想を信じるよう促すシステムから恩恵を受けてきたし、それに黙従してきた。私がバランスを維持するためには、謙虚たることを教えてくれる経験に頼らねばならなかった。そうすることで、還元主義や、冷笑、プライドといった傲慢な自己防衛を避けるようにする必要があった。

時には恐れのせいで自分の心に従う勇気が持てないこともあった。それは、失敗や責任にたいする恐れである。しかし、いつも私の努力を押さえ込み、安全で平凡な道へと進ませようとしてきたのは、もしかすると偉大さへの恐れであったかもしれない。これをスピリチュアル・

ティーチャーのマリアン・ウィリアムソンは雄弁にこう表している。

私たちの一番の恐れ

一番の恐怖は自分が能力不足であることではなく
とてつもなく力を持っていることなのです
私たちがもっとも恐れているのは自分の闇ではなく光の部分なのです
私たちは問います。私は何者なのだろう、優秀で、華々しく
才能に溢れ、素晴らしくあるとは

だが、そうであろうとしないあなたこそ何者だろう？
あなたは神の子です
あなたが小さく生きていても世の中に仕えることはできません
他の人が近くで不安に感じないようにと縮こまっていても
誰のためにもなりません

自分の中にある神の栄光を実現するために

私たちは生まれてきました
それは特定の人だけでなく、誰のなかにもあるものです
そして、自らの光を輝かせることで
無意識のうちに他の人にも
同じように輝くことを許すことになります

私たちが自分の恐れから解放されるにつれ
私たちの存在は自動的に他者をも解放するのです

(Marianne Williamson『A Return to Love』)

われわれの行動を妨げるのは何であろうか。おそらく、恐れこそが変化していくことを妨げる原因なのだ。この詩が語っているのは、自分の能力と目的に気づいてしまうことで行動する責任が生じるという恐れである。これを克服するのは勇気を要することだ。さらに、ここで述べられている希望とは、私たちが責任を引き受けて行動に出るなら、その恩恵が他者へと広がるであろうという希望だ。

しかし、こういう勇気と希望はどこで手に入れられるものだろうか。学生と同様に私自身

も、私を育んでくれる啓発的な導き手を求めてやまないのである。

義理の真の意味

世の中への責任を果たすためにはどうすればよいだろうか？　ガンジーはまずは個人が変わることから始めるよう呼びかけている。個人が変わることには社会的変化を引き起こす力が秘められているからだ。

「自分自身を変えることができれば、世の中の傾向も変わっていくでしょう。人が自らの性質を変えると、彼にたいする世の中の態度が変わるのです……。実際にその行動を見るまでもないのです」(shmoop.com)

本書の最後に、人はこの難題にどう取り組むかについて書きたいと思う。私はちょうど、エリクソンが「自我統合性 vs.絶望」と呼ぶ人生の段階にきている。成熟期にある多くの人々は、それまでの人生を振り返って、自分の人生や功績にたいする後悔や不満や失望を感じるとエリクソンは述べている。しかし、過去を振り返る時には、同時に自己受容や、自分の功績の意義深さについても強く意識するとされている。

私は自分のこれまでの功績とこれからの自分という存在の意味を知るという課題に日々、向き合っている。今では自分に成し遂げられること、成し遂げられないことが以前よりわかるようになってきた。私の周りにはそろそろ人生から引き下がろうとする人もいるが、私は自分にはまだするべきことがあるという決意を持って歩み続けている。つながりを感じられれば他者の幸福は自分にとって重要な関心事となり、進んで物事に取り組めるもの、そう気づかせてくれる人が多くいるおかげで、私は自分の責任を感じ続けていられる。

『Race Matters（邦題：人種の問題）』の著者であるコーネル・ウェストは次のようなつながりについて書いている。

「誰かを愛する時、その人が不当に扱われているのが許せなくなる。そこで真実を話し、誠意のために自分自身の人気をも犠牲にする。その人があなたに人生をくれたのだと考えて、あなたの人生をその人に返そうとする気持ちがそこにはある。私たちが自分たり得るのは、いずれにせよ、誰かが私たちを愛してくれているためなのだから」（quotinq.com）

今日では義理とは義務、すなわち、外部から自分に課されたものとして捉えられがちである。しかし、真の意味における義理とは完全に自発的な行為であり、言葉によって表されたり、表されなかったりする他の誰かのニーズに反応を見せることだ。前述のフロムは「責任（義理）がある（responsible）」とは「反応する（respond）」準備があり、また、実際に反応する「能力（ability）」があることを意味すると指摘している。

Responsibility（責任〈義理〉がある）＝Response（反応する）＋Ability（能力）

私は自由と個人性を重視しながらも、社会的責任とのバランスをとろうと苦闘する若者たちに、これを教えている。しかし、自由と社会的責任とのバランスは誰しもの課題であるから、大人にも当てはまる話だといえるだろう。義理の本当の意味を理解すれば、このバランスを保つのに役立つものと私は考えている。

多くの人が自由と義理とは矛盾し合うものと考えている。絆が重荷とみなされることもある。個人としての自由の享受ばかりに夢中になっていると、義理はそれを妨げるものにされてしまいかねない。

思いやるとは自分の愛する者たちの人生と成長を積極的に気づかうことだ。思いやり深い人が反応を見せるのは、仲間の人生を自分自身の問題だと感じられるからであろう。自分自身に責任を感じるように、仲間である人々にも責任を感じられるのである。愛によって反応することができる場合、その行為は重荷でもなければ、犠牲でもない。自分の価値基準に従って行動したまでだ。

『Racing to Justice（未訳）』の著者であるジョン・パウエルの言葉を読めば、人のつながりには、実は自由があることがよくわかる。われわれの個人主義社会では、自主性を持つことこそが理想とされているが、自分たちが相互依存状態にあることを受け入れるべきなのである。

「正義のためには、相互的な博愛心を求める必要があります。大切なのは相互関係です……。

自由は自主性のなかではなく、結合のなかに見いだされるものです。自由であるとは、多くの相互依存関係へのアクセスを持っているということです。自分が参加できるコミュニティが多ければ多いほど、満たされた有意義な人生を送るための選択肢をより多く手にしているのです。包含性が安心をもたらすのです」

この包含性を進んで取り入れ、博愛心を分かち合うことこそ正義と考えた人物の例として、マーティン・ルーサー・キング・ジュニアがいる。彼は思いやりと、あらゆる人種・信条の人々との結束を、自分の人生に完全に統合できる場所へと、自分を導いてくれるような道を歩もうとした、そんな指導者だった。

キングとティク・ナット・ハンとの出会いは、キングの根源的変容を招き途方もない結果をもたらしたと、『Who We Be（未訳）』の著者であるジェフ・チャンが書いている。二人の最初の接触は、激化するベトナム戦争にたいし、ハンが手紙でキングにベトナム国民の闘いへの援助を求めた時だったが、その結果、キングは戦争終結を求めるベトナムの人々の大義を支持することとなった。

当時、彼のこのスタンスは大いに物議をかもした。それはアメリカ政府、特に黒人の公民権獲得のためにキングが支持を求めたジョンソン大統領と対決する行為であり、また、キングの大義に関係していた他の指導者、すなわちキングに彼らの大義のみに没頭してほしいと望んでいた黒人たちとの対立を意味したのである。

一九六七年四月、マーティン・ルーサー・キング・ジュニアはニューヨークのリバーサイド教会で重大な演説を行い、そのなかでベトナム戦争への反対を表明した。恐れ、無関心、不確かさなどがもとで、彼は内なる真実の求めに従う勇気、とりわけ戦争というような時期にあって政府の政策に反対するような勇気が持てなかったことを認めた。

「すでに夜の沈黙を破り始めた一部の人々は知っていますが、声をあげよとの要請は苦悩に満ちた使命であることが多いものです。しかし、私たちは発言せねばならないのです。自分の狭い視野にふさわしい謙虚さを持ちながらも話さねばならないのです」(kingencyclopedia.stanford.edu)

キングは謙虚さと勇気を持って、「沈黙という裏切り行為を断ち切って、自身のハートの燃えたぎりから発言するようにつき動かされた」経緯を語った。自国の政府の行動に反対するという彼の選択は分別を欠いたものではないかと、多くの人が疑問を投げかけ、「平和と公民権は相容れない」と主張する者が現れた。また、キングを「仲間たちの大義を傷つけている」として非難する者もいた。こうした反応にキングは心を痛めた。こうした反応はキングの思いや、彼の献身、彼の使命、あるいは自分たちが暮らす世界が本当には理解されていないことの表れだったからだ。

それまでキングは、特定の抑圧された集団の大義のために闘う闘士として認知されていたが、一九六四年のノーベル平和賞の受賞が契機となり、「人類という同胞」のためにそれまで以上に励むようになったと、キングは語っている。

　こうしてキングは国家への忠誠、人種、信条を超えて、同胞に仕える役目へと転じていった。自分たちは弱者、声なき者、アメリカの犠牲者たち、さらにはアメリカが「敵」と呼ぶ者たちのために発言する使命を受けた、そう彼は信じていたのである。

「人間の手によるいかなる文書も、これらの人々をわれわれの同胞でなくさせることはできません……。イエスの息子であるという使命をすべての人と共有しているという信念に、私は忠実でなくてはなりません」

　そうして、キングは自らの思いやりの心をベトナムへと広げていった。思いやりを敵にまで差し伸べたのだ。ここに思いやりと非暴力の真の意味と価値が表れる。それは敵対者の視点から自身を眺めたり、相手の疑問を耳にしたり、自分にたいする相手の評価を知るのを助けてくれるのである。相手の目から見れば、自らの状況の根本的弱点が手にとるようにわかるかもしれないし、私たちが成熟した分別を持ち合わせているなら、反対派と呼ばれる同胞の智慧から学び、成長し、恩恵を得ることもあり得るだろう。

　キングはベトナムの声なき者たちに声を与え、「敵」と呼ばれる人々の論点を理解しようと努めた。彼はまた、軍隊同士が対面して互いを破滅させようとする戦争に必ず見られる残虐行為によって、非人間化されてしまっていると米軍部隊についても深く心配した。キングが叫び求めたのは、民族、人種、階級、国籍を超えたところへと隣人としての配慮を高める世界規模での仲間意識、つまり、すべてを受け入れる、全人類への無条件の愛なのである。
歴史的なつながりを理解すれば、私たちを自分からも相手からも分断する「孤立した歴史」の妄想を打ち砕いて、積極的行動に出る力を私たちに与える、またその逆に、私たちの積極的行動が歴史的つながりへの理解を深めていく、そのことをキングは示してみせた。私たちの歴史は孤立して存在しているわけではなく、複数の人々・国民の歴史とのダイナミックな関係性から生じることに注目すれば、運動を持続的に積み上げる深い結束の基盤を見いだすことができるかもしれないのだ。

自分たちの物語

授業ではこうした理想を具体的に考えるために、「パブリック・ナラティブ」に取り組んでいる。前述のマーシャル・ガンツが開発したリーダーシップトレーニングは、私的なものと政治的なもの、内省と社会的責任を結びつけるというものだ。彼の活動に着想を与えたのが、ラビ・ヒレルの以下の言葉である。

私が自分のためにあるのでなければ、誰が私のためにあるというのか。
私が自分のためだけにあるというのなら、私は何者なのか。

今でないというのなら、いつだというのか。

(jewishencyclopedia.com)

パブリック・ナラティブとはリーダースキルのひとつで、共にアクションを起こそうとする気持ちを高めるストーリーを語る能力をいう。価値観と共鳴するストーリーや、人々を活動へと動かす希望、怒り、焦り、連帯感などの感情、あるいは自分たちは違いを生み出せるという意識を呼び起こすようなストーリーを語る力を学ぶのである。ストーリーとは、心の言葉を通して私たちの価値観を伝えるものであり、行動する勇気を人々に吹き込むのは、単なる知識ではなく、私たちが感じていること、私たちの希望、懸念、義務感なのである。

パブリック・ナラティブを用いるリーダーは、共通の価値のための効果的な行動を人々に起こさせようと、「頭」と「心」の両方を使う。そして、なぜ自分の住む世界を変えたいのかという動機と、世の中を変えるためにどのような行動が可能かという戦略を理解させてゆく。

相手を説得できる優れた議論をすることに意識を傾けるリーダーや、部下を教育しようと個人的な話を語るリーダーは多いが、いずれのアプローチも行動を引き出せずに終わることがよくある。その理由は、感情を揺さぶらないからだ。ストーリーを用いれば、抽象原理ではなく実体験として自分の価値観を表現できるため、他人をも動かすことができる。巧みなストーリーテリングは感情を掻き立てることでアクションを迫り、行動から尻込みさせている思いを克服する助けとなるのだ。

パブリック・ナラティブにおいて、私たちは次の三つのストーリーを書く練習をしている。まず、なぜそうした貢献をすべきとの使命を感じているのかという、「自分についての話」。これは、自分にリーダーシップをとるよう呼びかける価値観や体験を表すものである。次に、あるコミュニティ、組織、集団、運動が共有している価値観や体験、そして、それらが目的達成のために持っている能力や資源を伝える、「私たちについての話」。そして、現在、私たちが向き合うよう促されている緊急課題と、どんなアクションが求められているかを伝える、「今の話」。最後に、この三つの話をひとつにまとめて、自分がなぜその仕事を使命としているのか、どうして行動を共にするよう皆に呼びかけているのか、どうして皆に「今」行動するように求めているのかを説明できるようにするのである。

パブリック・ナラティブは自分の貢献が求められているという使命感を具体化する、ひとつのリーダーシップモデルだ。このモデルを用いるサーバント・リーダーとは、力を共有し、周りのニーズを優先させ、彼らを成長させることで最高のパフォーマンスを引き出すリーダーのことである。このタイプのリーダーは、自分の奉仕が、部下をより健康で、賢く、自由で、自立させることにつながっているかどうかを自問するのである。

宗教的教えのなかにもこのサーバント・リーダーシップのスタイルを求めるものが多く見られる。

聖書：人の子が来たのも仕えられるためではなく、仕えるためであり、多くの人の罪のあがないとして、自分の命を与えるためなのである。（マルコによる福音書10：45）

老子：リーダーは人々がその存在をほとんど意識しない時が一番良い。そのようなリーダーの仕事がなされ、目標が達成された時には、人々は言うだろう。「自分たちが全部やったのだ」と。

カウティリヤ：リーダーというのは自分を喜ばせるものより、部下を喜ばせるものこそが良いものだと考える。

さらに別のアプローチである日本の参加型リーダーシップは、従業員を意思決定プロセスに関与させながら、皆で戦略的に考えて組織のオペレーションを改善していくように促していく。部下のリーダーシップとイニシアティブ能力を深く信用するやり方である。

最近登場したインクルーシブ・リーダーシップとは、一つの組織は複雑な教育的・社会的・経済的・政治的エコシステムの中にあり、よって、株主のみならず従業員、顧客、納入業者、コミュニティ全体にも責任を負うことを認識していることをいう。リーダーシップのこういう概念が、私たちのリーダー観を大きく変えつつあるといえよう。

私たちこそリーダーだ

私は二〇一三年の春に、『The Next American Revolution（未訳）』の著者である当時九七歳のグレース・リー・ボッグズと出会った。彼女がスタンフォード大学を訪問した際のことである。私は多くの点で感銘を受け、現在まで彼女は私の授業にとって光と閃きを与えてくれる案内灯となっている。

彼女のリーダー観は、「私たちこそが探し求めてきたリーダーなのである」という考えを受け入れる必要があるというものだ。本書で取り上げてきた人物の多くは、キングにせよマンデラにせよ、偉大なるリーダーだったが、ボッグズはすべての人にリーダーシップをとる責任があることを明白に伝えている。

ボッグズは人生の多くの年月を社会正義問題に積極的に関与することに捧げてきた。現代は解決の糸口がまったくといってよいほど見えないような問題に溢れ、そのうえ、自分が生き延びようとするだけでもたいへんな時間と労力を要するため、私たちは自分の中の現実を変える力を認めるよりも、自分を被害者だとみなしがちだ。

ボッグズはこの状況を理解したうえでなおも、そうした考えをやめること、そして、皆がその問題の一部として関わっているからには、それぞれが解決の一部になるべきだとの認識を持つよう、一人ひとりに求めるのである。私たちは人種差別、性差別、資本主義、障害者差別などの犠牲者かもしれないが、決定論を乗り越え、自己決定を行うようにそれぞれが跳躍する必要があるという。人間は自由意思を持つとの考えを受け入れて行動することで、己の人間性に正直になり、それを高めていくべきだとボッグズは呼びかける。

被害者としての自分に執着して同じ場所に居座れば、自己の成長や成熟の可能性を拒絶することになる。それに薄々感づきながらも、人は被害者というアイデンティティにしがみついてしまう。不運を誰かのせいにして不安をいくらか和らげたとしても、結局それは自滅的行為にすぎない。現状を乗り越え、癒やしを手に入れて前に進むのを妨げてしまうのだ。

仏教の教えでは、許すことができなければ、人は苦痛を核としたアイデンティティを作り続け、それが輪廻であり来世での苦しみとなるとされている。憤りや憎しみを避け、自分あるいは他の人々のこの世での苦しみを理解するには、思いやり、慈愛、喜びの共鳴、心の平静が必要だ。

私たちの内側や、他者との間など、多くのところに存在する私たちの相互のつながりに気づくべきとボッグズは訴える。私たちは問題の一部であるのだから、自分とつながることが解決の一部となる。しかし、抑圧されている人々ともひとつになれるなら、受け身の観察者を抜け出し、感情移入をした積極的参加者となることができる。

「自らの魂を試すべき時です。私たち一人ひとりが途方もない哲学的・精神的変容を遂げねばなりません。人間の精神・心・体の間に、体と精神的幸福の間に、また、私という『自己』と自国や世界のすべての他者の『自己』との間には、分かちがたい相互のつながりがあるという、思いやりのある認識へと目覚める必要があります。世の中に存在すると知っている苦しみにたいして、受け身の観察者であるのをやめ、各々が苦しんでいる人々と一体とならねばなりません」

また、ボッグズは複雑に絡まり合って手のつけられない現代社会の諸問題に取り組もうとする責任ある行動と、自己や他者の中に神聖さを認める意識とを関連づけている。愛や同情を「センチメンタルな弱さとしてではなく、現実へのドアをなんらかの方法で開いてみせる鍵」として考えられるようにするためだ。

高い生産性、持続可能性、環境への責任、公正さを持つコミュニティを創ろうと献身的に活動する個人や組織の、変革的リーダーシップとしての資質を伸ばすことが、ボッグズのミッションである。社会活動家、アーティスト、知識人らの地域的・全国的・国際的ネットワークを通して、彼女は同僚とともに二一世紀の課題に向かう新たな生き方、在り方、考え方を育もうとしている。

スピリチュアリティと社会的責任

われわれの時代においては、神聖にいたる道は必ず行動の世界を通っているのである。
ダグ・ハマーショルド (Dag Hammarskjold『Markings』より)

第3章でも触れたが、トマス・マートンが一九四八年に出版した『七重の山』を若い頃に読んでからというもの、マートンは私の人生を導く光となった。彼は沈黙を奉ずるローマカトリック修道院コミュニティの一員であったが、執筆活動を通して、今日もっとも重要な道徳的問題について能弁に語った。沈黙、孤独、観想を求めながらも、同時に世界中に散らばる人々との友好関係を持つほどの活動的人生を送った。

マートンは自分の力とは道義的リーダーとしての力であること、そしてそれを提供するには執筆活動がもっとも適していることを明白に理解していた。彼はまず核戦争の脅威に焦点を当て、民間人への核兵器の使用はジェノサイド(大量虐殺)に等しいと訴えた。この発言を聞いたカトリック教会の指導部はマートンを黙らせようとし、核戦争への反対を激しく訴えるのは一修道士の関わるところではないと主張した。だがマートンは視野の狭いこの考えと闘い、ついには公に発言する許可を得たのである。

マートンはまた、人種差別や貧困についても公然と非難し、アメリカが都市部におけるこれらの問題を解決しなければ、じきに暴力の噴出を招くであろうと警告した。彼の警告通り、その数年後には都市で実際に怒りの爆発を見ることとなったため、彼は予言者のように見られるようになった。また、彼はいろいろな意味でベトナム戦争に反対する平和運動の良心となっていった。

彼の最後の活動はあらゆる信仰と文化の人々の融合を促進することであった。私たちはすでに皆がひとつであり、ただそれに気づいていないだけなのだ、とマートンは記した。

「私自身についてと他者について何かしら理解できたならば、彼らと共に、霊的結合の礎を築くことに取りかかることができるだろう」

マートンはこの信念に基づいて行動する責任を感じていた。そこで一九六八年の秋、ほぼ三〇年ぶりに修道院を離れ、アジアへと向かった。旅では異なる信仰の宗教指導者らとの出会いがあり、なかでもダライ・ラマとの間にはすぐにスピリチュアルな絆が築かれた。だが、その後まもなくして、彼の人生の旅は突然、終わりを迎えることとなった。修道院に入った記念日に、マートンは感電事故によりバンコクで命を落としたのである。皮肉なことに、ベトナム戦争反対に強く声をあげた修道士の遺体は、その戦争で命を失くしたものたちを運ぶ飛行機に乗せられてアメリカへと戻ることとなった。

マートンの場合、観想が人間の相互の本質的つながりを理解する助けとなり、この意識に触発されて、スピリチュアル・アクティビズムの実践者となっていった。これが逆方向に進み、社会正義活動家から始めて、その後、霊的な意識へと向かうようになる人もいるだろう。社会性と霊性の間の相互連結性についてはパウエルも次のように書いている。

「苦しみを軽減するための活動に従事するなかで、私たちは社会的苦悩と霊的苦悩はつながったものだと気づくようになる。社会正義活動はスピリチュアルな活動の結果というよりは、むしろその源泉なのである。非常に成熟した探究者や指導者は分類上の区分を越えて物事を見る能力を持ち合わせており、もっとも困難な状況にさえ愛を持ち込むことができる。そうした人々の奉仕は苦しむ者を気づかうことにとどまらない。愛の公的な表れである『正義』のためにも仕えようとするのである」（『Racing for Justice』）

世界へ贈られる、習慣的な行動を伴った愛情の形が責任である。愛情深い人は自分を、つまり自分が持っているもっとも尊い授かり物である自らの人生を差し出す。これは必ずしも誰かのために人生を犠牲にするという意味ではない。自分の中に息づくもの、喜び、興味、理解、知識、ユーモア、悲しみなど、自分の中で生きているものの表れのすべてを与えるということである。

ジョージ・バーナード・ショーは人々のために貢献しようとするコミットメントを「喜び」と呼んでいる。

「人生における真の喜びは、偉大だと思える目的のために生きることである。……私の人生はコミュニティ全体に属するものだと私は考えている。だから命のあるかぎり、コミュニティのために私にできるあらゆることをするのは、たいへん名誉なことである」(studylib.net)

アメリカの心理学の父とも呼ばれるウィリアム・ジェイムズはこの心情を「至福」と表している。

「私は深く、熱烈な一種の至福を、どんなことでもやって、どんなことでも耐え忍ぼうという苦しい意欲を自分の中に感じます。……それは、言葉では説明できない一時的な感情状態にすぎないものですが、それこそがすべての行動を決定するもっとも深い真の原理であると私に告げているのです」（『Selected Letters』）

喜びや至福はたいていの人に歓迎されるが、犠牲はそれほど簡単に受け入れられるものではない。ジェイムズが語っている「苦しい意欲」には、「耐え忍ぶ」というやはり人間が避けたい状態を表す言葉が添えられている。高潔な道を選んで理想を追わんとするこのような義務感は気高いものだが、しかし現実には、よりやさしい道を選ぶ人がほとんどである。困難な道を選ぶ人々というのは、それが真の自分であるというオーセンティックな意識や情熱、時にはそれを超えた使命感によって導かれていることが多い。

第二代国連事務総長を務め、没後にノーベル平和賞を受賞したダグ・ハマーショルドは、職業人生の真っただ中、世界の平和と秩序のためのもっとも過酷な責務の最中にあって、スピリチュアルな闘いと個人的信仰の素晴らしい例となった人物である。

「スピリチュアルなコミュニティの一員たる自己と完全に調和させながら、どのように人は活発に社会に奉仕する人生を送ることができるか、その解説を、私はかの中世の偉大なる神秘主義者たちの著作に見いだした。彼らにとっては『自己放棄』こそが自己実現への道であった。そして隣人らの差し迫ったニーズによって向き合うことになったあらゆる求めにイエスと言う強さ、神の召命と理解したものに従う彼らを待ち受けていたあらゆる運命にイエスと言う強さを、『一心さ』と『内省』のなかに見つけていたのだ」

ハマーショルドは、人間の力で決められないことは多いとはいえ、行動する自由は私たちの手のなかにあると書いている。その行動はどれだけの勇気を私たちが示せるかで決まる。そして、どれだけの犠牲を払えるかは、どれだけの思いやりを持っているか次第だという。

「自分の運命の骨格を選ぶことは人には許されていません。しかし、そこに何を入れるかは私たち次第です。冒険を選ぶものは冒険を経験するでしょう。その勇気の程度に応じて。犠牲になろうとするものは、身を捧げるでしょう。その心の純粋さの程度に応じて」(『Markings』)

ハマーショルドは平和維持活動のためコンゴへ向かう途中で飛行機事故に遭い、その命を犠牲にした。ここで犠牲というのは、彼の介入に反対する者たちによって撃墜された可能性があったからだ。

これほど極端でなくとも、間違いなく深い犠牲を払う人は他にもいる。心理学者のエリク・エリクソンは、国、あるいは民族的マイノリティ集団の革新的作家たちが、いかにアイデンティティの混乱についての芸術的スポークスマンであり予言者であるかを述べている。

「自ら選んで、あるいは偶然によってアイデンティティ意識を悪化させた彼ら殉教者たちは、自らの生き方を革命的意識のために犠牲にしているのである。アイデンティティへの没頭は彼らの疎外感のしるしというだけでなく、社会的意識を是正するものと考えられるだろう」（Erik Erikson『The concept of identity in race relations』）

責任と犠牲をめぐるこうした話は、自分や学生たちにとってどんな意味を持つだろうかと私はよく自問する。学生に理想を持つよう励ますのが私の責任だろうか。犠牲になれと言うべきか。間違った希望を私は抱かせているのだろうか。リーダーシップや理想主義が必要なのは英雄だけであって、それ以外の私たちは、正気であるかわりに平凡で、自分の住むこの世界にしっかり順応し、郊外の家のように穏やかで面白味を欠いたアイデンティティを持つことに甘んじるのだろうか。調和のとれた人生を送るように勧めるのが私の責任だろうか。

同僚のなかには、私たちの仕事はスピリチュアルなことは避け、学問だけを教えることだと言う者もいる。また、私の理想は単に迷いを生むだけだと言う者もいる。理想に沿って生きるのは不可能だと気づいた学生を失望させるだけだ、と。

しかし、理想を持てば、それが自分の存在に統一感を生み出して、自分の人生と為すべきことが明瞭に感じられるようになる。目的を意識できるようになり、それが勇気と思いやりを与えてくれる。理想を実現することは叶わないかもしれないが、よりしっかりとした基盤を持ち、精神的に安定し、自分の全体性をいっそう感じられるようになる。

核をなす価値観や霊的訓練を捨てて、効率性、スピード、地位、高収入、物質的快適さなどの世俗的価値を受け入れるようにと、世界はしつこく呼びかける。

われわれはこの俗界を離れることはできない。しかし、マートンやその他の人々が、どうすれば現世の厳しい環境のなかで十分に精神的な生活の探求に取り組めるかの模範となるだろう。マートンは、自分の人生のなかに神の愛、他人への思いやり、あらゆる信条の人々との結束を完全に組み込むことができる場所へと通じる、人生の道を歩もうとした。その運命をまっとうした彼は、それを語ったというだけでなく、まさにそれを歩んだ人物である。マートンはこう言っている。

「われわれの使命とは、ただ神とともにあるだけでなく、神とともに自身の人生、アイデンティティ、運命の創造に取り組むことなのです」

結局、私にできることといえば、せいぜい若者や時には年配者にたいして、彼らの人生を考える助けや、人生を変えていく助けとなるように理想を与えていくことだろう。私が持つあらゆる智慧によって、生きるうえでの可能性を生み出す助けとなりたいというのが私の願いだ。

これこそ、私の理解する「法（ダーマ）」の意味——何かを今ある状態にしている生来の特性であり、各々がこの世で果たす独自の役割——である。自分の「法」を理解し、この実に素晴らしい生における自分の役割を果たすこと。それこそが私たち一人ひとりにとっての課題である。

マインドフルネスと社会改革活動

近年、マインドフルネスといえば個人的な利益、時には企業の成長さえ連想させるものとなっている。タイム誌の表紙のように、たいていひとりの細身の白人が、両目を閉じ、足を組んで座り、「内面の平和」を「マインドフル」に探究している姿で表現される。できれば滝のそばが望ましい。マインドフルネスは特権階級、裕福な人々、白人のためのぜいたく品であり、もっと基本的な問題を山ほど抱えているような一般人やマイノリティ向きではないと多くの人に思われているようでもある。

私のミッションは、マインドフルネスを社会正義と結びつけることによって、人々の解放、個人や個人間の癒やし、社会活動、包摂的コミュニティの形成を促進していくことにある。マインドフルネスによって、私たちは他者とのつながりや、政治的・社会的存在として自分たちがいかに政治的・社会的歴史によって作られているかを、いっそう意識できるようになる。こうした理解があれば、思いやりのある活動に従事する動機が生まれる。

時々、自分自身に尋ねてみることがある。私はただ特権を持つ人々の罪悪感を和らげる助けをしているだけなのだろうか。それとも、それ以上の何かがこうして取り組むことから生まれているのだろうか。マインドフルネスがグーグルなどのエリートビジネス企業の主流となるのを目にし、また自分でもスタンフォードのようなエリート教育組織やアメリカ海軍にそれを持ち込みながら、自分たちがしていることを疑ってみるのである。マインドフルネスが違いを生み出すと信じるのは私の思い違いではないだろうか。本当により親切で寛大な組織を作る役に立てているのだろうか。

それから、幸福に関係した危機についてはどうだろうか。幸福について絶えず議論がなされることで、平等、正義、真実、倫理などの問題が提起されていけばよいと思う。しかし、もし私たちが幸福とは個人の選択の問題、つまり私たちの姿勢次第だと主張し、境遇はたいして重要でないと考えるなら、それは現代の不平等と抑圧的な状況を標準化していることになりはしないだろうか。もし個人の状況などと無関係に、誰もが平等に幸福になり得ると言うなら、階層や社会的・経済的不平等や貧困といった構造的問題をなくす努力をやめてしまうのに都合のよい言い訳を与えることになりはしないだろうか。

瞑想やヨーガを実践したところで、それが自動的に人種差別に反対する平等主義的精神を育むわけではない。西洋では人種、階級などの複数の抑圧軸に沿った排除が、瞑想やヨーガの普及に影響を与える状況が続いている。どれほどの時間瞑想しようとも、抑圧や排除は反復されがちなのである。

私はマインドフルネスが思いやりのある行動や公正な振る舞いを保証するものでないと意識

したうえで、なおも、社会の構造分析と併せて精神的な実践を行うことは重要だと信じている。社会正義活動と具体的な実践習慣を結びつけることによって、情報発信、分析、議論などの知的作業のみに頼るよりも深く、公正な価値観を自らに取り込むことができるようになるのだ。

『Writing Beyond Race（未訳）』の著者であるベル・フックスによると、マインドフルな気づきを用いて、「支配者的思考・慣行への愛着を手放す」ことができるようになる。「トレーニングを通じて、私たちは社会化と社会構造がどのように私たちの中に現れているかを観察し、そこに介入ポイントを見つけることで、惰性で人種差別、家父長制、植民地化を続けるかわりに、行動主体としての自分について賢明な決定を行える」ようにしている、というのだ。

マインドフルネスを通して自己や他者についての意識が高まるにつれ、トランスフォビア（性同一性障害、トランスジェンダーなどへの嫌悪）、人種差別、性差別に傾いた自分の考えに気づきやすくなる。自分が抱く恐れを知り、その思いから逃げようとしなければ、自分の成長を妨げている障害に立ち向かって克服することも可能となる。このように、無自覚に抱いている偏見を観察、検証してみることで、私たちの文化やコミュニティに広がっている抑圧的な台本を書き直し始めることができる。

『Being Black: Zen and the Art of Living with Fearlessness and Grace（未訳）』の著者であるエンジェル・キョードー・ウィリアムズは、支配制度によって傷つけられた人々の尊厳を、精神・体の訓練がいかに癒やしてくれるものかを書いている。瞑想、ヨーガ、その他の体に働きかけるテクニックによって、内面の奥深い場所から、自己受容を育むことができるというのである。この安全な場所とマインドフルネスの実践を通してつながっていられる時間は、自らの尊厳を疑うことを組織的に強いられてきた人々にとって、深い治癒となり得る。

近年では、マインドフルネスと社会正義を結びつけようとする試みも行われている。その主要なイベントのひとつが、二〇一四年秋にボストンで開催された、マインド・アンド・ライフ・インスティチュートによるコンテンプラティブ（観想的）教育についての国際シンポジウムだった。プレ会議では、コンテンプラティブな教育と変容的教育の統合がテーマとされた。拡大したコミュニティにおいて学生が思いやりがあり、有能で、責任あるメンバーとなることを支援する教育制度の創設に向けてどう協力していくべきか、ジョン・パウエルらが考えを述べた。その後の本会議では私も、この種の観想的教育と変容的教育の統合のモデルケースとして、スタンフォードで実施しているプログラムについて発表を行った。

コンテンプラティブ教育とは、内省、思いやり、そして自らの知覚や行動を自覚する力を育てる練習を組み入れたものだ。存在の「内的」側面に焦点を据え、内と外をひとつにしようとする努力である。変容的教育の分野は、あらゆる市民にたいして公正かつ公平な民主主義への効果的参加をサポートするのに必要な、社会的スキルと道徳気質を育もうとしている。

医療界に身を置き、アメリカ実業界にも関わりを深めつつあるマインドフルネスのエキスパート、ジョン・カバット・ジンは、二〇一五年一月、「マインドフルネスと自由の可能性」をテーマに、著名なマルクス主義者のアンジェラ・デイヴィスとの対談に臨んだ。

その場でデイヴィスはカバット・ジンに向かって、マインドフルネスの社会における意義について問いただした。マインドフルネスは特権を持つ人たちのためのものではないか。西洋仏教というのは、すさまじいペースで進む資本主義ゲームにしっかり参加しておきながら、自分はその一部ではないかのような認識を維持させる方法であるのか。マインドフルネスはどのように社会正義を本当の意味で支援できるのか。人種的不公平が存在する世の中で、マインドフルネスはどんな役に立つのか。

カバット・ジンは、マインドフルネスの訓練を通して自覚の度合いが増すと、非常に多くの集団を苦しめている貪欲さ、憎しみ、誤った信念を、着実に根絶できると信じている。だが、人種差別というのは単に個人個人の姿勢の問題ではなく、制度全体の問題である。個人の精神や習慣に集中した修練が、持続的な制度変化を生み出せるかどうかは疑問だといえよう。

デイヴィスは、マインドフルネスが抑圧的制度を標的とした社会運動に真に根づいた時には革命的な力となる可能性を秘めていることには同意しつつも、その統合はどのような形となり得るものかと問う。

デイヴィスとカバット・ジンの議論は、マインドフルネスと社会変化の統合をめぐる近年の動きを象徴するものだ。目下、個人的変容と社会的変容の結びつきに力を注いでいる組織はいくつもある。彼らは、抑圧的状況に深く心を動かされた変革のエージェントとして、自分たちの求める革命的変化の「具体化」に向け、持続的に心底コミットせねばならないという使命感を持って活動している。そして、個人の内面でも、人間関係においても、外的状況においてもこの革命的な変化が必要だと考える。人は権力、特権、地位によって形作られているのだから、自己内部の信条体系と取り組まないかぎり、日々の交流を行う際、不公平な構造を必ず再現することになる。瞑想訓練は、その認識を参加者に持ってもらうための教育戦略である。

ニーチェはこう警告する。

「怪物と戦う者は、その過程で自らも怪物にならないよう、気をつけなければならない。長い間深淵をのぞきこむならば、深淵もじっとこちらを見つめているのだ」(quotesigma.com)

精神・体と反抑圧活動の戦術的統合はまだまだ発達途中だとはいえ、多大なる変容の可能性を秘めている。歌やダンスから、祈りや儀式のような霊的形式に沿ったものまで、体を用いた具体的な実践は、過去に成功を収めてきたどの社会運動においても中核をなしてきた。また、西洋の世俗的で多宗教な多種多様の運動のなかに、瞑想やヨーガなどの精神・身体的訓練を融合するのが、最近のトレンドである。

運動に力を与えようと「反抑圧トレーニング」に取り組む団体では、すでに体を通しての気づきとマインドフルネス訓練が採用されている。これらの団体は、社会変革のエージェント、社会活動家、支持者らの内的・外的生活をつないで、万人の正義のための運動をより効果的で持続可能なものにしようと全力を傾けている。よりバランスのとれた生活を送るための支援があれば、変革のエージェントたちは世の中により効果的で永続的な変化を生み出せるようになると考えているのである。

マインドフルネスと社会正義の統合を試みるトレンドが、二〇一一年の「ウォール街を占拠せよ」の大規模な抗議活動のなかでも例示された。その様子については、ジェイムズ・K・ロウが書いている。この運動のいたるところにヨーガや瞑想実践が織り込まれており、その持続と影響にとって欠かせないものとなっていた。これはあまり語られてきてはいない話だ。「反抑圧トレーニング」の改善方法から、政治的立場の違いを超えた連携の促進にいたるまで、「ウォール街を占拠せよ」は、精神・身体的修行が集団闘争を支援し得る重要な方法について明らかにしたのである。

個人的変容と政治的変容の交点は潜在的な可能性に満ちている。マインドフルネスだけで政治革命を引き起こせるものではないが、実際の革命家がこれに加われば、自由に向けたあらゆる可能性が拡大していくかもしれない。私たちが責任を引き受け、不確実性の世界でも目的を達成できるよう他者を支援する、自分たちが求めるリーダーになっていくことで、希望が落胆に打ち勝つこの運動に、私たちの一人ひとりが貢献し得るのである。

進んでリーダーシップをとり、責任を引き受けて他者と関わっていくには、人生の膨大な要求によって感じる無力感を乗り越える必要がある。飢餓、戦争、不当さ、汚染などの世の中の許しがたい問題の解決にしつこく臨まなければならない。不毛な消費主義に囚われ、靄《もや》のたちこめる憂鬱や、感覚を麻痺させるアルコール、ドラッグ、セックス、暴力などへ耽溺することのないようにしなくてはならない。

人間の問題の解決は、大勢の人々による参加とイニシアティブ、そして文化の変容によってのみ成し遂げられるのである。生きるうえで厄介なのは、明白な解決策を持たないまま果てしない問題と共に生きねばならないことだ。こういう困難を無視すまいと考えたあげく、問題のあまりの大きさに、自分のちっぽけな努力などなんの影響も及ぼさないと落胆することになる。また、行動力や他の人の心を大いに揺さぶる能力を持った、少数の例外的な人にはなれないと悟ることもあるだろう。

それでも、自分がどうありたいかを選び、自分の立場を明確にすることは誰にでもできる。怖さを感じない人などいないが、人々を思いやり、責任を担うという立場を選択して、人生を肯定することは可能なのだ。大きな役には立たないとしても、ひとつの行動基準、生き方を支持することになる。

私自身をはじめ、多くの人にとってはすべての生命が相互につながっていることを信じることがその方法となろう。これまで大勢の神秘主義者や宗教家が指摘してきたように、各個人の中には、何か捉えがたく神秘的な方法ですべての人が具現化されている。ただひとりの人間の人生に癒やしと幸福をもたらすことができるなら、それは世の中の苦しみと痛みとにたいする、穏やかでつつましい反応だ。しかし、私たち一人ひとりが行動しなくてはならないのだ。自分自身のために、そしてあらゆる人々のために。

エクササイズ8

1 次の質問を考えてみましょう。「私がしなければおそらく誰によってもなされないことは何だろうか」
2 これについて一〇分ほど書きます。
3 次の言葉について考えてみましょう。「人生の目的とは、自分が持っているものを使って自分の最善を尽くすことだ」
4 これについて一〇分ほどで書きます。

エピローグ

私にとって人生で最大の喜びのひとつであるのが、一〇週間の講義期間中に教え子たちが変化していくのを見ることだ。講義が終わった後にも、スタンフォード大学在学中はもちろん、卒業してからも彼らとは会う機会があり、フェイスブックの友だちになっていることもある！　どんな暮らしをしているのか、何をしているのかを知りたいと思うし、また、私の授業が何らかの影響を与えただろうかとも考える。大学では授業でどのようなことが学ばれているかを把握するために、すべての講座の終了後には授業評価がなされる。この正規の授業評価では学生たちは素晴らしいことをいろいろと書いてくれる。

以前より充足しているとはっきり感じることができ、困難に出くわしても切り抜けられるように感じています。

感情的自己や霊的自己をよりうまく育てていく方法を教わりました。

ここで受けた授業を生涯忘れることはないでしょう。

時には、数年が経過した後に、教え子から直接連絡をもらうこともある。より良い人間になろうとして、あるいは自己や他者にたいする思いやりを深めようとして熱心に頑張っている様子を書いてくれたりする。彼らは自分のなかの境界を越えて、全体性を得つつあるようである。さらには、自己と他者のあいだの境界をも越えてコミュニティを築きつつあるようである。

授業を終えた学生たちは、誰かと比較したり張り合ったりするのではなく、むしろ過去の自分よりも優れた人間になることで人生を培うようになる。彼らが重視するのは業績ではなく、むしろ達成感である。親切、勇気、正直さ、そして、自分がどれだけ愛し、愛されているかを大切に考えるようになっている。教え子たちは、授業によって人生で本当に重要なことは何であるかを知るようになったと、私に言い続けてくれる。

彼らの姿は、授業で私たちが重視したものを表している。たとえばヴァルネラビリティだが、彼らは自分自身の弱さに正直で、変えようのないものを受け入れ、変えられるものは勇敢に変えようとしている。真に謙虚で、自分にも他人にも思いやりの心を持つことができる。与えることに意味を感じ、与えられているものには感謝し、責任をもって道徳的な行動をとることができる。

スティーブ・ジョブズが行ったような大学の卒業式での演説では、いつも若者にたいして自分の心や情熱に従え、オーセンティックであれというメッセージが贈られる。これは人生を「自分を中心」として捉えたメッセージであるかもしれない。

しかし、私の教え子たちは「自分が人生で何を手に入れたいか」を問うことによって自分の使命を見いだすわけではない。彼らが問うのは「人生は自分に何を求めているのか」であり、自分の能力を世界の深いニーズのひとつとマッチさせようとするのである。

彼らは自分のハートに従おうとする。使命や目的を信じ、夢を抱く。だが、この夢というのは「私！　私！　私！」という夢ではなく、「私たち」という夢だ。自分は切り離された個人だと考えるのをやめた彼らは、自分が複雑に絡み合った他者らの大きな網の一部だと考えている。援助を受けるのにも差し出すのにも抵抗がなくオープンだ。

なかには卒業直後から大成功を収める学生もいる。たとえばプロの運動選手になったり、オックスフォード大学、ハーバード大学医学大学院、イェール・ロー・スクールなどの名門大学院に進学したりする者もいる。また、起業したり、科学・技術・工学・数学の分野で活躍する女性もいる。

だが、すぐには成功しているように見えない卒業生ももちろんいる。成功への最短コースを外れ、経済的豊かさや名声を捨てる者もいる。生涯を通じて一直線の道を歩むかわりに、さまよい、時には道に迷ったりバランスを崩したりしながらも、自分ならではの道、正しい生活を探し続けるのである。途中で分野を変えて、自分の情熱に従ってＮＰＯで働き始めたり、学校で教え始めたり、社会福祉活動に従事するようになったり、スタンフォード大学出身者が就くにはもったいないと思われがちな分野へと進む者もいる。あるいは、芸術や音楽への情熱を追求する者もいる。

彼らの進路にたいする選択は慎重だ。ある学生はイェール大学を蹴ってそれほどの名声を持たない大学へ進んだが、理由はそこが彼に敬意を払い、彼の刷新的考えを認めてそれを追求するのを許してくれる大学だったからだ。彼のような学生たちは、名門や階層をはねつけることになっても、ひたむきに自分のハートに従っている。

この学生はこう書いてくれた。

「先生の授業は、僕に自分のいろんな部分とのつながり方を知る架け橋をくれたので、自分をひとりの全体性を持った人間として理解できるようになりましたし、そのおかげで他の人の全体性ともつながることができました」

また別の学生はこう書いてくれた。

「先生のクラスは知識を与える以上のものでした。私の人生の一番辛い時期に、私を解放してくれました。私は先生の教えてくれたことを永遠に自分のハートに留めておくつもりです」

彼らが年を重ねて困難を経験するにつれ、困難を深い自己理解の機会へとうまく変えることができるようになっていくだろう。それは、マインドフルに自然と対話し、友人と時間を過ごし、他人に与え、日記をつけ、アートや音楽に取り組むというような、授業で学んだスキルを通してのことである。自分たちは幸福のために生きているのではなく、意義深い人生のために生きているのだという大きな物語の一部として、苦しい瞬間を捉えられるのである。キャリアについての野心が落ち着き、エゴが鎮まり、意識が目覚め、人生が自分をこれまでとても大切に扱ってくれたことへの限りない感謝に満たされる「喜びの瞬間」について語ってくれる者もいる。

教え子たちは私の誇りだ。彼らに触発されて私も進み続けることができる。彼らから学び、世界を良くしようというその理想と献身によって育てられていると感じている。また、その知識や成長する智慧を共有してもらおうと考えて、私は授業に彼らをゲスト講師として招いている。

新しい学生と会う時、私はこのように話す。私は君たちのために、年長者として君たちの役に立つために教室にいる。文句のつけようもないほどの完璧さなど存在しないのが現実で、人生の旅は最後の瞬間まで続く。私たちはどこまでも、より親切で、より思いやり深く、より充実した人間になることができるというのが私の信念だ。そして、いつでも私は君たちより先に人生を歩む先生であり続け、助言が必要な時にはいつでも頼ることができるのだよ、と。

スティーヴン・マーフィ重松《しげまつ》

日本生まれ、米国で育つ。スタンフォード大学の心理学者。ハーバード大学で心理学の博士号取得。ハーバード大学、東京大学、スタンフォード大学で教鞭をとる。現在、スタンフォード大学ライフワークス・ファウンディング・ディレクターを務める。
マインドフルネスやEQでグローバルスキルや多様性を高める国際的な専門家として知られ、教育、医療分野を中心に活躍している。著書に、『When Half is Whole』(Stanford University Press)、『Multicultural Encounters』(Teachers College Press)、『多文化間カウンセリングの物語(ナラティブ)』(東京大学出版会)、『アメラジアンの子供たち —— 知られざるマイノリティ問題』(集英社新書)などがある。

坂井純子《さかいすみこ》

奈良女子大学大学院修士課程(英文学専攻)修了。神戸山手大学准教授。検定外中高一貫英語教科書『TREASURE』(Z会出版)、『英語速読トレーニングテキスト』(Z会出版)など小中高の英語学習教材の(共)著作多数。訳書に『アメラジアンの子供たち —— 知られざるマイノリティ問題』(集英社新書)など。

スタンフォード大学《だいがく》 マインドフルネス教室《きょうしつ》

2016年7月1日　第1刷発行
2016年7月19日　第2刷発行

著　者……………………スティーヴン・マーフィ重松《しげまつ》
訳　者……………………坂井純子《さかいすみこ》
装　幀……………………水野哲也（Watermark）

発行者……………………鈴木 哲
発行所……………………株式会社講談社
東京都文京区音羽2丁目12-21 ［郵便番号］112-8001
電話［編集］03-5395-3522
［販売］03-5395-4415
［業務］03-5395-3615

印刷所……………………慶昌堂印刷株式会社
製本所……………………株式会社若林製本工場

定価はカバーに表示してあります。
落丁本・乱丁本は購入書店名を明記のうえ、小社業務あてにお送りください。送料小社負担にてお取り替えいたします。なお、この本の内容についてのお問い合わせは第一事業局企画部あてにお願いいたします。

ISBN978-4-06-220170-4　N.D.C.141　318p　20cm